何でも調べればわかる今、レジデントノートがめざすもの

創刊21年目、レジデントノートは皆さまの声を聞きながら、
「研修医が現場で困っていること」や「意外と教わらないこと」、
「研修中に必ず身につけたいこと」をこれからも取り上げます。

そして、研修医に必要なことをしっかり押さえた、
具体的でわかりやすい解説を大切にします。

救急外来や病棟はもちろん、新しい科をローテートするとき、
あるテーマについて一通り勉強したいときも
ぜひ本誌をご活用ください。

私たちはこれからも読者の皆さまと
ともに歩んでいきます。

研修医を応援する単行本も続々発刊！

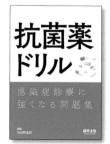
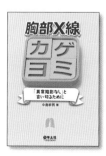
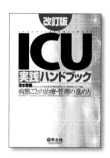
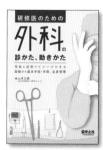
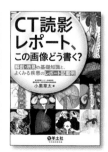

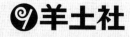

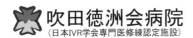

吹田徳洲会病院
（日本IVR学会専門医修練認定施設）

新しいがん治療を学びませんか

がんカテーテル治療センター 医師募集

センターの特徴

　がんに対するカテーテル治療は、世界的にみても原発性肝癌を中心とした一部の病気に限定し実施されています。
　当センターでは医学的な適応があれば、首から下の様々な臓器の、様々な種類のがんに対してカテーテル治療を行っています。
　当センターの特徴は下記の４つにまとめられます。

１．腫瘍内科が実施する繊細な技術

　通常、がんのカテーテル治療は放射線科が主体で実施されることが多いのですが、放射線科は業務の関係から手術の技術的部分だけに関与することが多く、がんの経過において患者さんとのコミュニケーション不足に陥りやすいのが問題です。
　当院は放射線科医と同等以上の技術を持った腫瘍内科医自身が主治医となって、皆様の外来診察、入院管理を一貫して責任を持って行っています。
　またカテーテル治療の際も、抗がん剤の選択、カテーテル挿入、抗がん剤とビーズの動脈投与といった全ての治療過程を、担当主治医が自ら行っていますので、常に病状の変化やご心情の変化に対して適切に対応することが可能です。
　さらに全ての担当医が、カテーテル技術に卓越したIVR（画像下治療）専門医ですので、安心して治療に望むことが出来ます。

２．抗がん剤の動脈投与

　当センターではビーズの他に術中、少量〜中等量の抗癌剤を併用します。抗癌剤を点滴や内服で投与すると、どうしても病気に届くまでに血液で希釈されて、実際の腫瘍内の抗がん剤濃度は何倍も低くなります。
　上述の適切な技術によってカテーテルを腫瘍のすぐ近くまで運び、そこから抗がん剤を直接投与すれば、濃厚な抗がん剤が腫瘍を直接曝露して、腫瘍を攻撃する効果が最大限まで発揮される可能性があります。
　また腫瘍への効果が高くなることで、動脈注入量も全身投与時と比較し１／３〜１／２程度に減量することが可能ですので、吐き気や白血球減少などに代表される副作用で抗がん剤投与を断念した患者様にも適応が拡大しやすいのも特徴です。
体力に自信のない患者さんやご高齢の患者さんにも導入しやすいと思われます。
　また動脈注入される抗がん剤の選択に関しても、静脈投与時とは異なる薬理学的知識と経験が必要となります。
　当センターでは様々ながんに対する抗がん剤の選択に関して経験と臨床データが豊富ですので、腫瘍とお身体の状態をみて担当医が適切な治療をご提案させて頂くことが可能です。

３．ビーズ

　当センターの最大の特徴は、ビーズに関する屈指のエキスパート施設であることです。ビーズは2014年に保険承認されたばかりの新しい医療材料です。従来、がんに対する塞栓物質は1mm程度のサイズのゼラチン粒を主に使用していました。
　一方、ビーズは0.1〜0.5mm程の表面平滑な微小粒子であり、ゼラチン粒とは比較にならないほど深く腫瘍の中に到達し、腫瘍血管を強く塞ぎ止め、高い兵糧攻めの効果が得られます。
　さらに、ビーズはその内部に高濃度の抗がん剤を貯め込むことが可能です。
　投与されたビーズが腫瘍の中に到達すると、腫瘍の中で数日間かけてゆっくりと抗がん剤を放出します。
　これによって腫瘍の抗がん剤暴露量が全身投与よりもはるかに高くなります。
　また全身に流出する抗がん剤が減量しますので、抗がん剤による副作用も少なくなります。
　ビーズを使ったがんに対する塞栓術の臨床経験数は国内外でも群を抜いています。
　当センター長の今までのビーズの使用経験は7年以上で約2000症例です。また肝細胞がん以外の疾患に対する実施経験も豊富であり、例えば「多種多様の肝転移」、「腎癌の肺転移」、「卵巣癌の再発」、「がん性症状を伴う原発性肺がん」等に対する治療経験も既に学会、論文等で報告しています。
　現在もビーズの新しい可能性を追求し、最先端の結果を世界に報告し続けています。

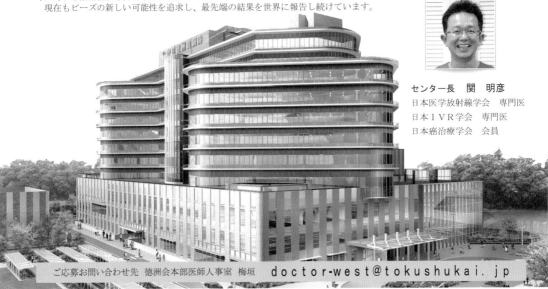

センター長　関　明彦
日本医学放射線学会　専門医
日本ＩＶＲ学会　専門医
日本癌治療学会　会員

ご応募お問い合わせ先　徳洲会本部医師人事室　梅垣　　ｄｏｃｔｏｒ-ｗｅｓｔ＠ｔｏｋｕｓｈｕｋａｉ．ｊｐ

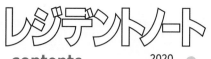

レジデントノート
contents
2020 Vol.21-No.16 **2**

特集

外来診療をはじめよう

救急や病棟とは一味違った診療プロセスを意識して、
一般外来患者さんを上手に診よう！

編集／**石丸裕康**（天理よろづ相談所病院 総合診療教育部）

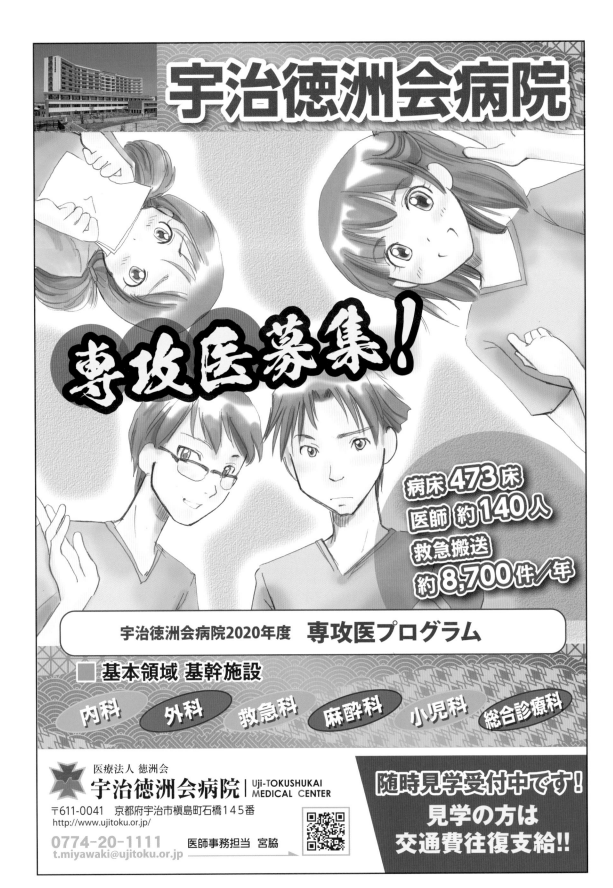

連載

レジデントノート
contents
2020 2
Vol.21-No.16

増刊 レジデントノート 1つのテーマをより広くより深く

□ 年6冊発行　□ B5判

レジデントノート Vol.21 No.17　増刊（2020年2月発行）

骨折を救急で見逃さない！

近刊

難易度別の症例画像で上がる診断力

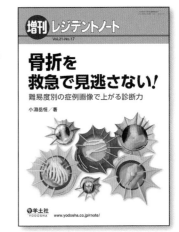

著／小淵岳恒

□ 定価(本体4,700円＋税)　□ 約200頁　□ ISBN978-4-7581-1639-8

● 救急の現場で見逃しがちな骨折画像を多数収録！

● 症例を診断の難易度別に解説しているため，ポイントが理解しやすい！

● 非整形外科医が知っておきたい整復などの初期対応もわかる！

本書の内容

第1章　総論：救急での整形外科外傷（骨折）の基本

第2章　肩関節：
肩関節痛①：ベッドから転落 / 肩関節痛②：物を取ろうとした / 肩関節痛③：けいれん中の受傷 / 肩関節痛④：痛くて動かせない1/ 肩関節痛⑤：痛くて動かせない2

第3章　肘関節：肘関節痛①/ 肘関節痛②

第4章　手関節・手指：
手をついて受傷①/ 手をついて受傷②/ 手をついて受傷③/ 手をついて受傷④/ 小指が痛い / 親指が痛い

第5章　骨盤・股関節：
高エネルギー外傷による股関節痛 / 高齢者の股関節痛：ADL自立 / 高齢者の股関節痛：ADL低下 / 運動中の股関節痛

第6章　膝関節：膝関節痛①/ 膝関節痛②/ 膝関節痛③/ 膝関節痛④/ 膝関節痛⑤

第7章　足関節・足趾：
足関節痛①：階段を踏み外した / 足関節痛②：運動中の捻挫 / 足関節痛③：高所からの転落 / 足関節痛④：階段からの転落 / 足関節痛⑤：くじいた / 足関節痛⑥：着地失敗

第8章　脊椎：頸部痛①/ 頸部痛②/ 頸部痛③/ 頸部痛④/ 腰痛①/ 腰痛②

危険な骨折を見逃さないための着眼点を鍛える！

発行　羊土社 YODOSHA
〒101-0052　東京都千代田区神田小川町2-5-1　TEL 03(5282)1211　FAX 03(5282)1212
E-mail：eigyo@yodosha.co.jp
URL：www.yodosha.co.jp/

ご注文は最寄りの書店，または小社営業部まで

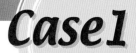

実践！画像診断 Q&A - このサインを見落とすな

Case1

[救急画像編]

WEBで読める！

自転車で転倒後の20歳代男性

（出題・解説）山内哲司

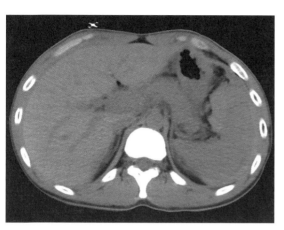

図1　単純CT（肝レベル）

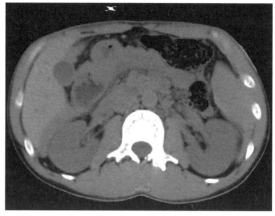

図2　単純CT（腎レベル）

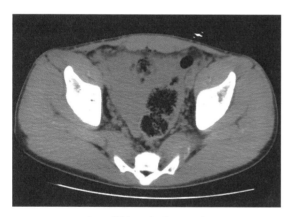

図3　単純CT（骨盤レベル）

病歴	
症　例：	20歳代男性.
病　歴：	自転車で走行中に自損事故. 自力で帰宅して安静にしていたが, にぶい腹痛が続くため, 独歩で外来受診.
身体所見：	上腹部に若干の圧痛. 反跳痛なし. 重篤感はない.
血液検査：	軽度の貧血所見あり.

問題	
Q1：	**画像所見（図1〜3）は？**
Q2：	**次にやるべきことは？**

Satoshi Yamauchi
（奈良県立医科大学 放射線科・総合画像診断センター）

web上にて本症例の全スライスが閲覧可能です.

Answer

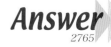

ある1年目の研修医の診断

　肋骨は折れていないと思います．腹水やfree airもないように見えます．重篤感もないようですし，打撲程度ではないでしょうか．

解答　外傷性脾損傷

A1：脾臓外側，肝下角に高濃度の腹水がみられ，血性腹水と考えられる．骨盤底にも大量の血性腹水あり．
A2：出血源を検索するために造影CTを考慮する．

解説

　普段，病院で診療していると，対応する患者の半数以上は高齢者であることが普通であろう．「最近の若者は我慢ができない…」などという声が聞かれることもあるが，やはり身体の能力としてみたときに，その変化に耐えうる力があるのはさまざまな予備能の高い若年者であることが多い．本症例は，自転車のハンドルにより鈍的に脾損傷をきたしていたが1人で転倒した恥ずかしさもあったらしく，そのまま帰宅していた症例である．

　前頁で提示した単純CT（図1～3）では，肝表，脾臓周囲，骨盤内という，まず腹水を検索する有名な部位に血性腹水が認められる．血性腹水は通常の腹水と異なり高濃度で映るため，しばしば筋や肝などの実質臓器に近い濃度となり，それらの臓器と一体になったように見えてしまい，見逃されることがある．ウインドウレベル，ウインドウ幅を調整すると見やすくなる場合もあるが，なによりも「ここにはあるかもしれない」という目で読影することが大切である．特に提示した骨盤底の単純CT（図3）は，S状結腸の周囲に通常なら絶対に見える「脂肪濃度（腸間膜の脂肪）」が存在しないことに気がつくだろうか．女性であれば，あたかも子宮かのように見える血性腹水も経験する．重篤感によらず，外傷患者の場合は「血性腹水があるかもしれない」と常に意識すべきである．

　なお解説編に使用した画像は，それぞれのレベルの造影CT（図4～6）である．この画像を見ると腹水の存在は明らかであろう．しかし逆に，造影後の画像のみを見てしまうと，この腹水が「濃度の高い血性腹水である」ということを見逃すこともある．基本中の基本であるが，造影CTを撮影した場合であっても必ず単純CTを確認することを忘れてはいけない．今回の症例でも是非，比較してみてほしい．

　今回は，見慣れている読者にとってはとても簡単な症例であったと思う．それならば全く問題ない．しかし慢心してはいけない．本症例は重篤感なく独歩で来院したが，外来超音波検査で腹水が認められ，病歴から外来担当医が血性腹水を疑い造影CTが撮影された．もしも見逃すと致死的になりうる．研修医2年目の読者の方々は，いよいよ初期研修医を卒業する日も近づいてきている頃かと思うが，ぜひ今一度，画像診断の基本部分を確認していただきたいと思い提示した．

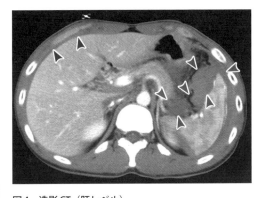

図4　造影CT（肝レベル）
脾臓周囲に腹水と思われる濃度が確認される（▶）．肝表にもわずかだが腹水が確認される（▶）．

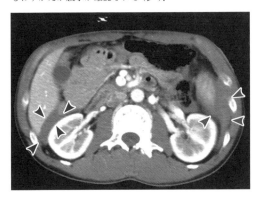

図5　造影CT（腎レベル）
脾臓周囲に腹水と思われる濃度が確認される（▶）．肝と右腎の間にも腹水が確認される（▶）．

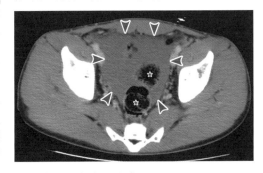

図6　造影CT（骨盤レベル）
骨盤底に大量の腹水が認められる（▶）．これらは単純CT（前頁）では高濃度であり，血性腹水が疑われる．
★：S状結腸．

本コーナーのオンライン版では画像を拡大してご覧いただけます：www.yodosha.co.jp/rnote/gazou_qa/index.html

長引く乾性咳嗽，労作時呼吸困難を主訴とした50歳代男性

Case2

[胸部編]

（出題・解説）芳賀高浩，山口哲生

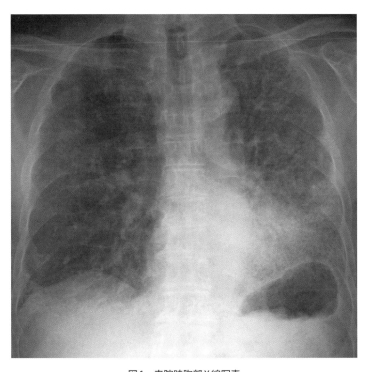

図1　来院時胸部X線写真

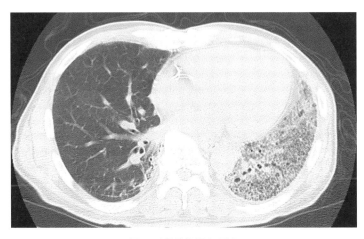

図2　来院時胸部CT写真

病歴

症　例：50歳代男性

既往歴：特記すべきことなし

喫煙歴：なし

飲酒歴：なし

家族歴：特記すべきことなし

現病歴：自営業を営んでおり，健診は長らく受けていなかった．3年前から乾性咳嗽，労作時呼吸困難を自覚していた．徐々に増悪するため，当院内科外来を受診した．

身体所見：意識清明，体温36.6℃，脈拍71回/分，血圧126/62 mmHg，呼吸数17回/分．SpO$_2$ 96％（室内気）．胸部聴診上両下肺でfine cracklesを聴取した．心雑音を聴取しなかった．

検査所見：WBC 9,300/μL（Neu 79.1％，Ly 12.7％，Mono 6.5％，Eo 1.0％），CRP 8.18 mg/dL，TP 8.5 g/dL，Alb 4.5 g/dL，GOT 51 IU/L，GPT 27 IU/L，LDH 266 IU/L，BUN 13.7 mg/dL，Cr 0.40 mg/dL，KL-6 1,328 U/L．

動脈血液ガス（室内気）：pH 7.427，PaO$_2$ 72.3 Torr，PaCO$_2$ 41.3 Torr．

喀痰グラム染色所見は特記すべきことなし．

問題

Q1：胸部X線写真（図1），胸部CT写真（図2）の所見は何か？

Q2：診断はどのように行うか？

Q3：治療はどのように行うか？

Takahiro Haga[1]，Tetsuo Yamaguchi[2]（1 関東労災病院 精神科，2 新宿つるかめクリニック）

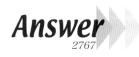

Answer

2767

間質性肺炎先行関節リウマチの1例

解答

A1：両側下肺野を中心として網状影がみられ，特に左下肺野優位である（図1 →）．胸部CT像では両側肺の下葉優位に網状影がみられ，特に左下葉では牽引性の気管支拡張も目立つ（図2►）．

A2：基礎疾患を検索するために抗核抗体やANCAを含む自己抗体の検索を行い，膠原病専門医に診察を依頼する．また，鳥との接触歴を含めた吸入抗原に関する生活歴を詳細に聴取する．

A3：症状，酸素化障害，肺機能，炎症反応について注意深く観察を行う．悪化傾向が認められた場合，ステロイド治療を含めた免疫抑制薬による治療を行う．

解説　本症例は，身体診察，胸部画像所見，血液検査所見から間質性肺炎を疑い，原因として，粉塵や抗原吸入，薬剤，膠原病や血管炎などの全身性疾患を鑑別にあげた．

初診時の検索では間質性肺炎の原因となりうる粉塵や抗原吸入を疑う生活歴は聴取されず，内服薬もなく，膠原病や血管炎は各種自己抗体や膠原病専門医による診察にて否定的であった．さらなる精査のために気管支鏡や肺生検検査を提案したが希望されず，特発性間質性肺炎（原因不明の間質性肺炎）と暫定診断した．抗線維化薬による治療は希望しなかったため，外来で経過観察としたところ，初診から1年後に両側手関節の腫脹，朝のこわばりを自覚した．リウマトイド因子187 IU/mL，抗CCP抗体300 U/mL以上（初診時の抗CCP抗体3.2 U/mL）と強陽性であり，膠原病専門医の診察を受け，関節リウマチと診断された．

本症例では胸部CTにおいて気管支拡張も目立った．関節リウマチ患者における気管支拡張は画像所見のみでは現病によるものと非結核性抗酸菌症などの感染症の修飾によるものの鑑別が困難であり，喀痰培養，血清抗体などを駆使して多角的に評価すべきであるとされている[1]．本症例は上記検査で感染症の修飾を示唆する所見を認めず，気管支拡張は現病によるもの，あるいは周囲の間質性肺炎による牽引性気管支拡張と考えている．

活動性の間質性肺炎を合併した関節リウマチのため，プレドニゾロン，アザチオプリンの投与を開始したが，徐々に間質性肺炎は進行し，初診から3年後に在宅酸素療法を導入した．

本症例は間質性肺炎先行関節リウマチと考えられた．間質性肺炎が先行発症し，後に膠原病と診断されるいわゆる間質性肺炎先行膠原病も稀ならず存在し，特に多発性筋炎・皮膚筋炎では1/3の症例が間質性肺炎先行型であるとされている[2]．

関節リウマチに関してはその10％程度において，間質性肺炎が関節リウマチの診断に先行して発症していたとする報告もある[3]．

特発性間質性肺炎と診断されている患者でも，経過中に関節リウマチやその他の膠原病を合併しうることを常に考慮していくことが重要である．

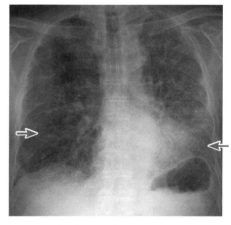

図1　来院時胸部X線写真

文　献

1）徳田 均：リウマチの肺合併症，特に気道病変の臨床的意義とその画像診断．「特集 リウマチ肺合併症の変遷と画像診断医の役割」，臨床放射線，60：1085-1096，2015

2）Wiedemann HP & Matthay RA：Pulmonary manifestations of the collagen vascular diseases. Clin Chest Med, 10：677-722, 1989

3）Mori S, et al：A simultaneous onset of organizing pneumonia and rheumatoid arthritis, along with a review of the literature. Mod Rheumatol, 18：60-66, 2008

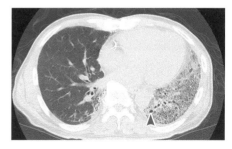

図2　来院時胸部CT写真

本コーナーのオンライン版では画像を拡大してご覧いただけます：www.yodosha.co.jp/rnote/gazou_qa/index.html

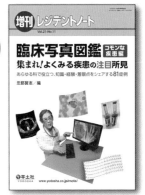
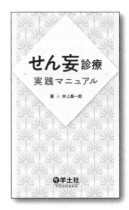
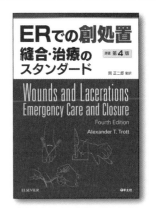

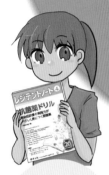
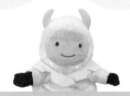

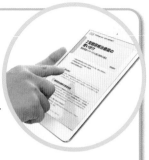
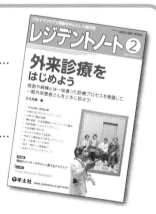
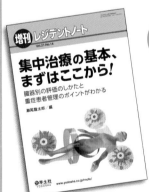

外来診療をはじめよう

救急や病棟とは一味違った診療プロセスを意識して、
一般外来患者さんを上手に診よう！

特集にあたって

石丸裕康

　私が外来研修を開始したのは，初期研修2年間を終え，後期研修をはじめた3年目からでした．初期研修は，病棟診療と救急外来が中心であり，それなりに経験を積んでいたつもりでしたが，外来をはじめてみると戸惑うことが数々あったことを覚えています．

　まず，主訴や問題点が曖昧な患者さんが多いことに悩みました．「頭も痛いし，お腹も痛いし，体もだるい」というようにさまざまな訴えのある患者さんは外来では稀ではなく，どのようにアプローチしたらよいのかがよくわかりませんでした．また，長々と病歴を聞いた結果，患者さんの症状の原因が，かわいがっていた飼い犬が亡くなった，などの非医学的なものであった，といったことがしばしばあることに驚きました．

　救急外来と一般外来は，実際に経験してみると大きく違います．初期研修の主なフィールドである救急外来や入院診療では，例えば「呼吸困難で来院」とか「肺がんの化学療法目的」など，問題点が明確であることが多いでしょう．一方で一般外来では，問題点がぼんやりしており，真の受診目的がわかりにくい場合が多いことに気づくと思います．そうした曖昧な状況をどう取り扱うのか，外来でのコミュニケーションを勉強するなかで，「解釈モデル〔「外来におけるコミュニケーション」(pp.2782～2788) 参照〕」といった考え方に出会い，目から鱗が落ちたことを覚えています．そしてそのような視点で経験を積み重ねていくと，実は入院している患者さんや救急外来の患者さんの受診の目的や背景も，よくよく探ってみると単純ではないということが逆に理解できるようになりました．

　考えてみますと，研修医の皆さんも，入院したり，救急外来を受診したり，という経験はそう多くはないと思いますが，内科や小児科の外来を受診した経験がない，という人はいないでしょう．外来診療は，日常の生活とより密接につながった医療の入り口であり，多くの人にとって身近な経験ですので，本来医療の基本としてすべての医師が学ぶべき診療の場なのだと気づかされます．

　従来，外来診療は，救急や入院で身につけたスキルを応用すればよい，と考えられがちでした．しかし実は，上記のようなコミュニケーション能力以外にも，例えば，答えを出さなければならない速さの違い（タイムマネジメント），慢性疾患の適切な管理，予防医

療，行動変容への働きかけ，など切り口の違ったアプローチが必要となります．外来研修においては，救急外来や入院診療で学んだ診療プロセスを基本としつつ，異なる面について意識して学習することが必要なのです．

　本特集は，こうした外来研修で学ぶべき重要なポイントについて，経験豊かな先生方からアドバイスしていただくような内容となっています．また，指導医の先生方にとっても，普段意識せず自然に行っているような外来の奥義を改めて確認できるような内容となっているのではないかと思います．

　私からも少しアドバイスさせていただきたいと思います．

❶ 結果を確認する習慣をつけよう

　救急外来では普通に帰してしまう風邪も，一般外来では，何らかの重篤な疾患のはじまりの症状であったりします．普通の風邪がどのような経過をたどるのか，など疾患の自然歴を学ぶ意味でも可能であればフォローし，経過の最後まで見極めるようにしましょう．またほかの診療科に紹介した患者さんや，指導医の外来でフォローとなった患者さんについても，診療録上で必ず転帰を確認してください．

❷ 外来の記録は未来の自分への申し送り

　外来診療では時間もなく，また次回も自分が診療するような環境となると，外来の記録は最低限の簡潔なものとなりがちです．ただ，次回の外来時に前回自分がどう考えていたのか，詳細に思い出せないことも多いです．未来の自分への申し送りのつもりで，誰が見てもわかるような診療録作成につとめましょう．

❸ 患者さんの人生に興味をもとう

　入院や救急の場と比較して，外来は患者さんにとってより生活の場と連続したものとなります．また介入するべき問題も，より長期戦となることが多く，マネジメントのうえで患者さんのことをよく知ることが大切になります．家族，仕事，生活，ときにペットや趣味のことなどが，適切なマネジメントの鍵となることがあります．診断・治療につながる直接的な情報だけでなく，そうした情報も重要であることを学んでください．

　外来研修は本特集で扱われるようなさまざまな視点からみると本当に深く，毎回学びのある興味の尽きない場だと思います．本特集が，皆さんの外来研修に少しでも手助けとなり，より楽しい研修となることを願っております．

Profile

石丸裕康（Hiroyasu Ishimaru）
天理よろづ相談所病院 総合診療教育部
長年病院で外来をしていますが，今でもいろいろな問題に気づかされ，学ぶことの多い毎日です．現在は，多疾患併存（マルチモビディティ）のマネジメントについて，など複雑な背景をもつ患者の診療について関心をもって実践しつつ勉強しています．

【総論】
外来診療の研修目標

本村和久

① 外来は，病院と患者さんの住む地域・社会との貴重な接点・窓口！ 研修でも患者さんの立場をよく理解する

② 診断や薬物療法だけが医療ではない！ 予防医療や意思決定支援など守備範囲を広くする

③ 時間を味方につける．先送りできるものは先送りでよい．問題点は，緊急度と重要度を吟味して，優先順位をつけてから解決に取り組む

■ はじめに

　外来って難しそう，診断が難しそう，急性期から慢性期まで何が問題か理解するのが難しそう，時間が制限されて難しそう，検査はどこまでやるの？ 何を処方するの？ 次回の外来日はいつ？ いろいろと決めないことが多すぎて難しそう…などと思っている研修医の皆さんは多いのではないでしょうか．確かに外来診療にわかりにくく難しい側面はありますが，患者さんにとって非日常である入院（病院での生活）での診療は病院ペースでの医療の実践の場になりやすく，患者さんが病院に通う形の外来での診療は，生活や価値観などを考慮しつつ幅広く問題点を捉えていく医療を体感できる貴重な研修場所です．また，2020年度から初期臨床研修において，外来研修が必修化されます．よい医師を育てるためには，外来研修が重要であると国が考えているということに他ならないと思っています．外来診療の重要性が伝わる本稿であれば幸いです．

1 「外来診療の研修目標」ってこんな感じで決められている ～研修制度のキホン

　2018年に厚生労働省により「臨床研修の到達目標」の一部改正[1] が行われました．その改正に伴い2020年度から，初期臨床研修において外来研修が必修化されます．またさらに「医師臨床研修指導ガイドライン －2020年度版－」[2] が作成されています．それには，外来研修が必修となった理由として「（中略）多くの疾病のマネジメントが入院医療から外来医療に移行しつつあること，地域包括ケアをはじめとする医療提供体制の変化が起こりつつあること，また診断のついていない患者での臨床推論を的確に行う能力の重要性が高まってきていること（後略）」[2] があげられています．

　このガイドラインには研修目標から具体的な研修方法の例まで詳しく書かれており，何を目標にすべきなのか，どんな研修を行うことが勧められているのかを知る貴重な資料ですので，指導医向けの内容ではありますが一度は目を通してほしいと思います．

　また，わが国の初期研修における外来診療だけでなく，学会の専門医制度での規定や他国での状況について，簡略に紹介したいと思います．

1) 新「臨床研修の到達目標」における「一般外来診療」目標

　一部改正された新しい「臨床研修の到達目標」[1] の外来診療目標は「頻度の高い症候・病態について，適切な臨床推論プロセスを経て診断・治療を行い，主な慢性疾患については継続診療ができる」となっています．

　前半の「頻度の高い症候・病態について，適切な臨床推論プロセスを経て診断・治療を行い」は，新患外来での，慢性の頭痛や腹痛に対するアプローチをイメージすればよいでしょう．頭痛なら片頭痛，腹痛なら過敏性腸症候群などの頻度の高い疾患を診断・治療できることが重要になると思います〔「外来での臨床推論」（pp.2789～2796）も参照〕．

　後半の「主な慢性疾患については継続診療ができる」は，高血圧症や脂質異常症のイメージでしょうか．ほかの医師が行っていた外来診療を引き継ぐこともあるでしょうし，健診異常から，高血圧症の初診患者生活指導や薬物療法の新規導入を行うことも含まれそうです〔「慢性疾患・生活習慣病のマネジメントの基本」（pp.2797～2804）も参照〕．

　具体的な一般外来研修の方法については「医師臨床研修指導ガイドライン －2020年度版－」[2] に記載があり，以下のようなイメージです．

・数回の初診患者および慢性疾患の再来通院患者の診察を見学
・初診患者の医療面接と身体診察（患者1～2人/半日）を行う．事前に，予診票などの情報をもとに，診療上の留意点（把握すべき情報，診療にかける時間の目安など）を指導医と研修医で確認

・医療面接と身体診察の終了後は，その後に行う検査，治療，患者への説明，関連する医療行為，他科へのコンサルテーションなどについて指導医から指導を受け，次回の外来受診日を決める
・慢性疾患を有する再来通院患者も並行して（患者1～2人/半日）行う

　ちなみに，研修医が医療面接と身体診察を行う時間は10～20分間と具体的な例示があります．外来診療に慣れない研修医があまり時間をかけすぎないような配慮と思います．

 ここがピットフォール

　一般外来診療とは「初診患者の診療および慢性疾患の継続診療を含む研修を行うことが必須事項」であり，「特定の症候や疾病のみを診察する専門外来や，慢性疾患患者の継続診療を行わない救急外来，予防接種や健診・検診などの特定の診療のみを目的とした外来は含まれない」ことに注意が必要です[2]．研修目標が到達できるような環境を指導医ときちんと共有する必要がありそうです．

2) 総合診療専門研修プログラムと新・家庭医療専門医制度における外来診療目標

　2018年度から日本専門医機構による総合診療専門研修が開始されています．ここでは7つの資質・能力[3]（コンピテンシー）が必要とされています（**表1**）．

　そのなかで「一般的な症候および疾患へ評価および治療に必要な診察および検査・治療手技」[4]として研修目標を定めていますが，外来研修にかかわる研修目標は**表2**のようなものがあります．

表1 総合診療研修の目標

① 包括的統合アプローチ
② 一般的な健康問題に対応する診療能力
③ 患者中心の医療・ケア
④ 連携重視のマネジメント
⑤ 地域包括ケアを含む地域志向アプローチ
⑥ 公益に資する職業規範
⑦ 多様な診療の場に対応する能力

文献3より作成．

表2 外来研修にかかわる研修目標

① 小児の一般的身体診察および乳幼児の発達スクリーニング診察を実施できる
② 成人患者への身体診察（直腸，前立腺，陰茎，精巣，鼠径，乳房，筋骨格系，神経系，皮膚を含む）を実施できる
③ 高齢患者への高齢者機能評価を目的とした身体診察（歩行機能，転倒・骨折リスク評価など）や認知機能検査（HDS-R，MMSE※など）を実施できる
④ 耳鏡・鼻鏡・眼底鏡による診察を実施できる

文献4より作成．
※ HDS-R：Hasegawa's Dementia Scale-Revised（改訂版長谷川式簡易知能評価スケール），
　 MMSE：Mini-Mental State Examination（ミニメンタルステート検査）

　総合診療専門研修修了後のキャリア形成として，日本プライマリ・ケア連合学会による新・家庭医療専門医制度[5]が2020年度より開始されますが，外来研修にかかわる研修目標として，上記に加え，社会的問題に関して「問題の発見・認識と対応（貧困，虐待，DV，孤立，引きこもり）」[5]があげられています．具体的としては，アドヒアランスが悪いと思われた糖尿病患者の大きな問題が経済的困窮（インスリン使用で管理料を含め，月に外来費用が1万円近くになる）だった例や，中年女性の心因性頻尿の原因が，夫のDV（domestic violence：ドメスティック・バイオレンス）であった例などが思いつきます．

　また，総合診療専門研修のコンピテンシーに加えて，包括的統合アプローチ（予防医療や継続性を踏まえたケアなど）なら"人生の最終段階におけるケア"などより深い研修目標が追記されています．

3) 他国での状況：ACGMEにおける内科の外来診療目標

　米国ではACGME（Accreditation Council for Graduate Medical Education：米国卒後医学教育認定評議会）による研修上のさまざまな規定があります．内科の外来診療に関しては，「慢性疾患管理，予防医療，患者カウンセリング，および一般的な急性外来問題の臨床経験が含まれていなければならない」[6]と明記されています．また，外来診療においては，研修医が行うデータ収集，臨床的推論，患者管理，手技を評価する必要があり，さらに，ヘルスケア全体にわたるケアの調整に関して研修医が参加する必要があると明記されています．

2 さらに目標を高く ～ヘルスメンテナンス・ケアの継続性・人生の最終段階におけるケアについて

　診断や薬物療法など医学的に正しい治療方針を決めるのはもちろん重要ですが，さらに重要と思われる目標を掘り下げてみます．包括的統合アプローチという目標には予防医療やケアの継続性，人生の最終段階におけるケアなどが含まれます．この点は，歩いて来ることができて，コミュニケーションが良好にとれる患者さんが多く訪れる外来診療でより目標としやすいケアでしょう．

　予防医療は，ヘルスメンテナンス（health maintenance）ともいわれ，スクリーニングや予防接種などがその内容になります．生活習慣病やがんのスクリーニングについては，米国予防医学専門委員会（The U.S. Preventive Services Task Force：USPSTF）の推奨[7]や科学的根拠に基づくがん検診[8]のホームページが有用と思います〔「予防医療とヘルスメンテナンス」（pp.2805～2813）も参照〕．

　継続性は英語のContinuityの訳ですが，総合診療・家庭医療の概念として重要[9]で，最近では世界保健機関（World Health Organization：WHO）がContinuity and coordination of careの冊子[10]を作成，この領域の重要性を強調しています．

アドバンス・ケア・プランニング（advance care planning：ACP）にて検討される人生の最終段階におけるケアについても，ガイドライン[11]などを参考に，急変時にあわてて決めるのではなく，外来通院ができて，元気で意思決定ができるときから話し合う（意思決定支援）ことも重要と思います．

【指導医向け】外来診療研修での時間管理

　問題点を逐一拾ってしまうと外来診療時間がいくらあっても足りないかもしれません．特に初期研修中で外来診療に慣れていないときはなおさらです．「医師臨床研修指導ガイドライン－2020年度版－」では患者1人あたりの診察時間を10～20分とした例をあげていますが，指導医との議論を含めると30分以上になるのではないでしょうか．米国の調査ですが，初期研修医の指導医との議論を含めた診察時間は約30分で，半日の患者数は4人前後との報告があります[12]．これらのデータは診療の時間管理の目安になるかもしれません．問題点が多いときは，研修指導の際に，緊急度と重要度を吟味して，優先順位をつけてから解決に取り組むことをおすすめします．

おわりに

　外来診療は，研修病院と患者さんの住む地域・社会との貴重な接点・窓口となります．研修目標を明確にし，患者さんの立場をよく理解して，よりよいケアにつなげていきましょう．

引用文献

1）厚生労働省：「医師法第16条の2第1項に規定する臨床研修に関する省令の施行について」の一部改正について 別添〈臨床研修の到達目標，方略及び評価〉．2018
https://www.mhlw.go.jp/content/10800000/000341137.pdf
↑当たり前ですが，「省令」ですので初期研修医，指導医必読です．

2）厚生労働省：医師臨床研修指導ガイドライン －2020年度版－．2019
https://www.mhlw.go.jp/stf/newpage_03924.html
↑具体的にどのような準備や指導が必要かが詳しく書かれています．

3）日本専門医機構：総合診療専門研修専攻医 研修手帳〔2018年（平成30年）度版〕．2018
https://jmsb.or.jp/sogo-dl/training_notebook2018.docx

4）日本専門医機構：総合診療専門研修プログラム 研修目標及び研修の場．
https://jmsb.or.jp/sogo-dl/5_mokuteki_2019.xlsx

5）日本プライマリ・ケア連合学会：新・家庭医療専門医制度．
https://www.shin-kateiiryo.primary-care.or.jp/

6）Accreditation Council for Graduate Medical Education（ACGME）：ACGME Program Requirements for Graduate Medical Education in Internal Medicine. 2019
https://www.acgme.org/Portals/0/PFAssets/ProgramRequirements/140_InternalMedicine_2019.pdf?ver=2019-06-25-100749-597

7）The U.S. Preventive Services Task Force：Recommendations for Primary Care Practice.
https://www.uspreventiveservicestaskforce.org/Page/Name/recommendations

8）科学的根拠に基づくがん検診 推進のページ．
http://canscreen.ncc.go.jp/index.html

9）Hansen MF：Continuity of care in family practice. Part 3：measurement and evaluation of continuity of care. J Fam Pract, 2：439-444, 1975
　　↑総合診療・家庭医療の概念に関する古典中の古典です.

10）World Health Organization：Continuity and coordination of care：a practice brief to support implementation of the WHO Framework on integrated people-centred health services. 2018
　　https://apps.who.int/iris/handle/10665/274628
　　↑世界各国で活用できるケアの継続性に関するガイドです.

11）厚生労働省：「人生の最終段階における医療の決定プロセスに関するガイドライン」の改訂について. 2018
　　https://www.mhlw.go.jp/stf/houdou/0000197665.html

12）Xakellis GC Jr & Bennett A：Improving clinic efficiency of a family medicine teaching clinic. Fam Med, 33：533-538, 2001
　　↑プリセプティングの時間を含めた診察時間に関する観察研究.

Profile

本村和久（Kazuhisa Motomura）

沖縄県立中部病院 総合診療科
毎日外来診療・外来教育（学生・研修医）にかかわっていますが，新患も多い外来で毎日がどんな球が飛んでくるのかわからない千本ノック状態，難しい診断や社会的問題にもまれています. それでも患者さんにはもちろん，これが総合診療の醍醐味と学生・研修医に笑顔で返しているつもりです.

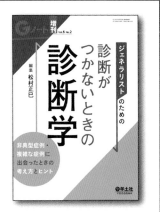

【各論】
外来におけるコミュニケーション

朝倉健太郎

① とにもかくにも「解釈モデル」を押さえる
② コミュニケーションは，適切な方法で磨き続けなければならない

はじめに

　あなたはコミュニケーションが得意ですか？ それとも，少し苦手に感じていますか？ 患者―医師関係はもちろん，医師同士，多職種とのやりとりなど，日々，さまざまなコミュニケーションが必要とされます．「臨床家」として仕事をしていくうえで避けて通ることはできないでしょう．しかしながら，日常，コミュニケーション上のトラブルは後を絶ちません．医療過誤や訴訟の多くは，コミュニケーションの齟齬に起因するともいわれています[1]．あるいは，コミュニケーションで困ったことやうまくいかなかった経験は誰しもすぐに思い浮かぶのではないでしょうか．これまでになされた多くの議論，論文や書籍からも，コミュニケーションが患者ケアに直結することを疑う余地はありません[2, 3]．それでも課題は山積されています．

　外来診療におけるコミュニケーションは，どのようなことに留意すればよいのでしょうか？ ここでは，是非，心の片隅に留めておいていただきたいポイントについて考えてみたいと思います．

　ちなみに，2020年度からは，初期研修のなかで一般外来診療を行うことが必修項目に加わることとなりました[4]．外来診療におけるコミュニケーションが，教育上も重要だと認識され，医療界が大きく変わる転機になると期待したいものです．

1 医療面接の3つの役割

　皆さんは「医療面接」にどのような役割があると思いますか？ 外来診療には時間の制約がつきまといます．また，多くの場合，診察室ではほぼはじめての出会い（初診）になることでしょう．そのようななか，あなたは何に注意して時間を割り振りますか？「病歴をとること」以外に役割があるとすれば，どのようなことでしょうか？ 少し考えてみてください．

　往年の名著「メディカルインタビュー 三つの機能モデルによるアプローチ」[5] では，医療面接には3つの役割があるとされています．この捉え方は明確であり，また教育的でもあり，実践においてたいへん参考になります．1つ目は「**良好な患者—医師関係の構築とその維持：感情領域にフォーカスする**」，2つ目は「**患者の健康問題の評価：効果的な情報収集**」，3つ目は「**患者の健康問題のマネジメント：動機づけと教育，行動変容**」です．これらのバランスは場合によって異なりますが，いずれが欠けても良好な医療面接にはならず，そのアウトカムも期待できないでしょう．良好な患者—医師関係が構築されれば，その後の情報収集や健康問題のマネジメントがうまくいきやすいことは想像に難くありません．

2 コミュニケーションがうまくいかないとき

　コミュニケーションがうまくいかなかったとき，あるいは何かしっくりこないとき，どうすればよかったのかと悩むことは少なくありません．ですが，そのようなときこそが，コミュニケーションについて考えるチャンスです．

1) スムーズであることがよりよいコミュニケーションなのか？

　「立て板に水」のごとく雄弁な話者をイメージして「コミュニケーション力」が高いとするのなら，医療の場面においてはそれは少し違うのかもしれません．本来，コミュニケーションは一方向的ではありません．医療に関する大多数のやりとりにおいて，患者さんと医師は異なる立場にあります．異なる知識量や見通しのもと，お互いが交わる部分を探っていく過程が求められるのです．障壁なく過ぎていくのであれば，逆に何か齟齬が生じていないかと立ち止まるべきです．異なる両者が，その違いを認識したうえで，一歩一歩，歩み寄る手段としてコミュニケーションは用いられるのです．

2) 不確実なことを認識する

　患者さんや家族は明確な答えを求める傾向にあり，また医師もはっきりと方向を示したいと思うでしょう．しかしながら，医療の問題は不確実な要素を多分に含んでいます．明確に断言できない事実，あるいは不確かな見通ししかもてないことも少なくありません．そのような際，われわれは曖昧な内容について言及を避けるのではなく，**不確実であることを，配慮をもって示す**ことが求められます．そして，**不確実性そのものに対する不全感**と，コミュニケーションがうまくいっていないことは，切り離して捉えるべきでしょう．

3) 非言語的メッセージが伝わっていないか？

　　非言語的メッセージについても意識していますか？ 声色，大きさ，話すスピード，言葉の種類，表情，視線，身振り，姿勢などさまざまなことが含まれます．思いもしないメッセージが，非言語的に伝わってしまうことがあるのです．なぜなら，それらは無意識下で行われることが多く，自己制御が起こりにくいからです[5]．われわれは，そのことに意識的にならなければなりません．

4) 情報の分量は適切か？

　　医師は，さまざまな知識や懸念事項をあれもこれも患者さんに伝えがちです．もちろん，それらは重要な情報に変わりないでしょう．しかしながら，本当にすべてうまく消化されているでしょうか？ 高齢者を対象にしたある研究[6]では，医療面接で知らされた情報の約半分は，診療の直後であっても想起することができなかったと報告されています．量も重要ですが，伝え方，どのように伝わったかにも留意する必要がありそうです．

5) 組み合わせの問題や，難しいケースを認識できているか？

　　われわれはプロの医療者として，あらゆる患者さんに適切なケアを提供できるよう，トレーニングを怠るべきではありません．ただし，われわれも人間であり，得手不得手があるということにも自覚的になるべきでしょう．気の合う仲間がいるように，気が合いやすい患者さんと，そうでない患者さんがいます．自分の弱点や，どういった誤解が生じやすいか配慮することで，そのリスクを回避できるかもしれません．

　　また，一般的に，性に関する内容，認知症をもつ高齢者，家族面接，パーソナリティ障害など一定の人格特性をもつケースや身体化症状をもつ場合，精神病をもつ場合，深刻な知らせを伝える場合，文化/言語の障壁がある場合などについては，医療面接が困難になるといわれています[5]．

3 いまこそ「解釈モデル」を！

1) 配慮すべき4つのことがら：「解釈」「期待」「感情」「影響」

　　多くの医師は，症状を訴えて来院された患者さんに客観的に何が起こっているかについて思いを巡らせ，鑑別診断をあげ，それを裏付ける根拠を探ることに奔走し，治療，苦痛緩和，再発防止を行うことに頭を悩ませます．一方で，それらは医師側からみた捉え方ともいえます．当の患者さんたちはどのように感じ，どう考えているのでしょうか．

　　どの患者さんも何らかの解釈モデルをもって来院されるといいます．希望や心配ごとを明確に把握されている方もいますが，当初ははっきりと認識されておらず，医師とのやりとりのなかで徐々に明らかになっていく患者さんもおられます．個々の患者さんの顔や性格がひとりひとり異なるように，解釈モデルもまた人によって異なるのです．「解釈」「期

待」「感情」「影響」の4つをキーワードとし，患者さんの解釈モデルを探ることを意識しましょう（表）.

2)「疾患」と「病い」

医学的な視点から捉えた症状の原因を「疾患」と呼び，個々の患者さんが捉える考えや思い，影響などを「病い」あるいは「病いの経験」と呼びます．これらは，全く別のものなのではなく，相補的に関与して切り離すことはできません．「疾患」のみを扱うのではないのと同様，「病い」ばかりを取り上げ，患者さんの思いのみに迎合することとは，もちろん異なります（図）.

長らく，われわれ医師は「疾患」を扱うためのトレーニングを受けてきました．そして，「病いの経験」について教えてもらう経験は乏しく，場合によっては皆無だったことに気づきます．「病い」をどのように扱えばよいか右往左往し，「これは私：医師の仕事ではない」と割り切り，ますます「疾患」に注力してしまう現状はいなめません．われわれ医師は，個々の患者さんが苦悩している「病い」にもっと着目すべきです.

表 ▶ 解釈モデル：解釈，期待，感情，影響

解釈：病気の発症や理由，症状のもつ意味に関する自分自身の捉え方 　　例：咳が続くのは，実はがんが隠れているからなのではないか. **期待**：医療機関を受診することの直接的な理由，今後の見通しに関する希望 　　例：CT検査を撮る必要はないのだろうか？ いや撮ってくれたら安心なのだが… **感情**：現在の気持ち，症状によって引き起こされた心配ごと 　　例：最近，疲れやすくもなっているし，何か病気が隠れていないか心配だ… **影響**：病気の発症，医療機関の受診によって生じた，身体や日常生活への影響 　　例：夜も咳が続くので，眠りにくい…
次の一言 → 『お気持ちはよくわかります．どうしてそう思ったか，もう少し詳しくお聞かせいただけますか？』 次の一手 → そのように感じる背景や状況を把握，妥当化，理解を示し，共感，傾聴につなげる

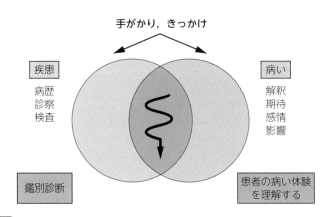

図 ▶ 疾患と病い

疾患と病いの両側面からアプローチし，鑑別診断を絞り込み，同時に患者の病い体験を理解する.
文献7より作成.

ひとたび解釈モデルの効用に気づけば，患者理解はますます広がり，深まります．患者さんは，単に症候をもって目の前に現れた"症例"なのではなく，1人の"人"なのだということを強く実感します．そして，自ずと実態に即した気づかいが生まれます．それがコミュニケーションをさらに促進し，患者—医師関係は，効果的に深くなっていくでしょう．臨床家はすべからく「目の前の人間に興味をもつ」ことが求められるといわれますが，この「興味をもつこと」を具現化するのは，すなわち解釈モデルの4つの視点を深めるやりとりにほかなりません．また，このように技術として捉えることで，その一歩が踏み出しやすくなります．たとえ苦手なタイプの患者さんであっても，偏った感情をもったり，陰性感情をもちすぎたりすることなく「病い経験」を探る手助けになるでしょう．解釈モデルを探る過程で相互理解が深まり，ひいては患者さんの症状の理解や癒やしにつながるのです．そして，その一翼を担うのは，まぎれもなく皆さんなのです．

4 ｜ コミュニケーションの奥義とは

1) 患者さんの日常生活をどれくらい活き活きとイメージすることができるか？

　あなたは不運にも階段で転倒し右橈骨遠位端を骨折，ギプス固定をすることになったとしましょう．あなたは心のなかでどのようなことを考えますか？　あるいは，明日からの日常生活にどのような影響があるでしょうか．

- 固定をすることで幾分かは落ち着くでしょうが，しばらく痛みは続くことでしょう．
- 仕事への影響は大丈夫でしょうか？
- 車の運転は当分難しくなるでしょう．
- いつも家族には迷惑をかけないようにと思っていますが，家族はやさしく労ってくれるでしょうか？　それとも怒られてしまうでしょうか？
- 家事の役割が大きければ，家族もまた影響を受けることでしょう．
- 友人はどうでしょうか？　支援してくれる友人は本当にありがたいものです．一方，周りからとやかく言われないか心配になるのは当然のことです．
- 骨折したのが利き腕であれば，食事はどうしますか？　顔を洗ったり，トイレに行ったり…．こまかな動作のすべてに手助けが必要になるでしょう．
- もちろん，楽しみにしていた週末の予定は，残念ながらキャンセルせざるを得ないでしょう．
- 三角巾で肩から吊り下げたギプスは重く，肩こりがひどくなるかもしれません．
- 入浴前にはギプスが濡れないための事前準備が必要で，とても時間をとることでしょう．それでも，ビニール袋で包んだ前腕はひどく蒸れるので，せっかくの入浴もあまり心地よいものではありません．
- 夏は汗をかくので大変ですし，冬は着替えをするのが大変です．

2）医師としてのかかわりを癒やしにつなげることは，あなたの役割の一部でもある

　さて，こういったイメージをもとに，前腕を骨折した患者さんの診察にあたってみてください．患者さんが帰宅した後が気になりませんか？ 再診された際にも自ずと「大丈夫でしたか？」と聴きたくなるでしょう．患者さんにとって，医師から実生活に直結した気づかいを受けることは，もっとも効果的な癒やしになります．

　コミュニケーションの奥義とは，その真の効用にあなた自身が気づくことです．たとえ時間がかかっても，スキルを高めるために試行錯誤をくり返すことでしょう．すなわち，それが「奥義」なのです．

5　心のなかに「鏡」をもつ

　コミュニケーションスキルは，ただたくさん経験するだけで上達するとはいえません．相応のポイントを押さえ，そのためのトレーニングを継続して行わなければなりません．とはいえ，コミュニケーションには主観的な部分も多く含まれ，うまくいっているか不安になることもあるでしょう．そこで，医療面接中の「自分自身を映し出す鏡」をもつ，あるいは「外から自分自身を覗く目」を養うことが重要になります．

　適切な外来プリセプティング（外来診療における診断，治療，コミュニケーションなどに関する，実際の診療に基づく指導）を受けることは，特に医師として駆け出しの数年間は不可欠なトレーニングでしょう．ビデオレビューは，自分自身を観察する絶好の機会です．昨今，画像や音声をハイクオリティで記録することのできる高機能デバイスが簡単に手に入るようになりました．患者さんには教育への協力にご同意いただいたうえで診療の一部を記録させていただくとよいでしょう．教育セッションのなかでピアレビュー（学習者や指導者同士が互いに評価，助言を行い学び合うこと）ができれば，学習者，指導者にとって効果的な教育手法となることでしょう．また，360°フィードバック（直接の指導医だけではなく，同僚や後輩，さまざまな職種からフィードバックすること）は，今後，ますます活用していく必要があるでしょう[8]．

　また，生涯を通してコミュニケーションを磨くためには，それだけでは十分とはいえません．自分の診療を俯瞰することができる第三の目をもつこと（メタ認知）は，生涯にわたってさまざまな気づきを与えてくれることでしょう．

おわりに

　以前，「先生，ここ腫れているんですが，大丈夫ですか？」と，乳房の小さなしこりについて相談されたことがありました．慌てて触診をしたのですが，正直，そのときはよくわからず，乳腺外科に相談することになりました．すると，案の定，初期の乳がんと診断さ

れたのです．幸い，早期であったため治療が奏効しその方は今でも無事に過ごしておられます．この患者さんの口癖は「先生やったら何でも言えるわ」で，その言葉どおり良好な関係を築くことができていると思います．そして，（残念ながら）私の身体診察のおかげではなく，「良好な関係性」（これも，また医師として求められる重要な能力の1つ）が早期発見につながったと，私は解釈しています．

　外来診療はさまざまなドラマの連続であり，常に良好な関係性が築けるとも限らないのですが，たとえ時間がかかったとしても，遠回りになったとしても，常に良好なコミュニケーションを探ろうとする姿勢が，結局はよりよい診療アウトカムにつながると信じてやみません．皆さんも常に高みをめざして励んでください．

引用文献

1）Graber M, et al：Reducing diagnostic errors in medicine：what's the goal? Acad Med, 77：981-992, 2002
2）Little P, et al：Observational study of effect of patient centredness and positive approach on outcomes of general practice consultations. BMJ, 323：908-911, 2001
3）Hashim MJ：Patient-Centered Communication：Basic Skills. Am Fam Physician, 95：29-34, 2017
4）厚生労働省：医師臨床研修指導ガイドライン -2020年度版-. 2019
https://www.mhlw.go.jp/content/10800000/000496242.pdf
5）「メディカルインタビュー 三つの機能モデルによるアプローチ 第2版」（Cole SA & Bird J/著，飯島克巳，佐々木将人/訳），メディカル・サイエンス・インターナショナル，2003
6）Rost K & Roter D：Predictors of recall of medication regimens and recommendations for lifestyle change in elderly patients. Gerontologist, 27：510-515, 1987
7）「Textbook of Family Medicine 3rd ed.」（McWhinney IR & Freeman T），Oxford University Press, 2009
8）Chandler N, et al：Use of a 360-degree evaluation in the outpatient setting：the usefulness of nurse, faculty, patient/family, and resident self-evaluation. J Grad Med Educ, 2：430-434, 2010

Profile

朝倉健太郎（Kentaro Asakura）
社会医療法人 健生会 大福診療所
小さな診療所に赴任し，気づけば14年になろうとしています．日々，外来診療，在宅診療に励みつつ，学生・研修医や専攻医，多職種たちと一緒に学んでいます．診療の現場では無数のドラマが繰り広げられ，その歴史が積み重ねられていきますが，その興味深さと人間らしさには飽きることがありません．医師をめざしてよかったなと感謝する毎日です．

【各論】

外来での臨床推論

井上博人，森川　暢

> ① 初診外来では診断はつかなくてもよいが，red flag 症状がないかを意識して，緊急度・重症度の高い疾患だけは除外できるようにする
> ② 未来への時間軸を意識し，再診を利用することで介入を試みることが重要である
> ③ 病歴聴取にあたっては医療ワードへの翻訳を行い，時間軸とメカニズムを意識することで，鑑別診断に役立てることができる

■ はじめに

　　一般内科・総合診療科の外来を受診する患者さんや救急でwalk inの患者さんを診察したときに，鑑別はあがっているが診断がついていない状況で帰宅させ，不安に思ったことはありませんか？ 自分の診断やマネジメントに対して腹落ちしない感じがあり，外来診療を苦手に感じている先生も多いのではないでしょうか．

　　臨床推論のポイントを押さえることにより，外来で診断を考える際のモヤモヤを解決し，楽しんで外来診療に臨めるようになってほしいと思います．

1 外来診察前の準備

　　事前の準備をせずに，不安を抱えたまま診察を開始してしまうと，聞きたい内容も十分に聞けず，患者さんがイライラしはじめてしまい，どんどん焦ってしまいます．まず何を準備すればよいか示したいと思います．

表1 受診理由，新規健康問題の内訳（全年齢 n=5,682）

順位	受診理由		新規健康問題	
1	咳嗽	9.9%	急性上気道炎	12.1%
2	発熱	7.3%	健康診断 / 予防	6.2%
3	くしゃみ・鼻閉	5.7%	高血圧（合併症なし）	6.1%
4	皮膚の痒み	4.3%	急性胃腸炎	3.1%
5	高血圧（合併症なし）	4.1%	脂質異常症	3.0%
6	局所的な発疹	4.1%	接触性皮膚炎	2.6%
7	健康診断 / 予防	3.9%	インフルエンザ	2.2%

文献1，2より作成.
離島診療所での統計であるが，ほかのへき地診療所のデータと比較しても大きな違いはない.
初期研修施設である市中病院で外来を行っているときの実感とも違いはない.

1) common diseaseを知ろう

　　外来診療を行ううえで，どんな患者さんが受診するのかわからないということが，不安の原因になっているかもしれません．一般外来においては，common diseaseでよくある症状や症候，病態を知っていることが，鑑別診断にとても重要です（表1）．

　　働いている診療所や病院の背景によっても変わりますが，一般外来では「急性上気道炎などのウイルス感染症」や「健康診断で指摘された異常」の精査，「生活習慣病」などで受診する患者さんが多いです．感冒について知っていれば，「発熱はあるが上気道症状や咽頭痛がない」などウイルス感染症としては非典型的な症状を訴える患者さんが受診した際に，変だと感じることができるようになります．まずは，よくある疾患についての知識を増やしましょう．

2) 患者さんを診察室に呼ぶ前にやるべきこと

　　診療の前に過去の診療録や問診票など，事前に情報が手に入る場合が多いです．

　　問診票で主訴，簡単な病歴，既往歴，バイタルサインなどを確認し，暫定的な鑑別診断が思い浮かべば，その疾患を少し調べておくこともできます．

　　特に手書きの問診票は記載内容を見ることによって，患者さんの疾患に対する理解度や認知機能を確認したり，筆跡からParkinson症候群を疑ったりすることもできます．ただし，事前の確認に時間をかけすぎると外来業務が冗長になってしまい，他職種の業務の支障になったり，予定が遅延して患者さんに迷惑がかかったりすることになってしまうので注意が必要です．

　　目安としては，1〜2分程度で確認できる範囲くらいまでにして，問診票や過去の診療録内容に目を通すのがよいと思います．この段階で質問したい内容を診療録上に記載しておくと，外来中に忘れることなく質問することが可能です．

> **❼ ここがピットフォール**
> ....
> 　問診票に記載されている内容を過度に信じてしまうと，余計なバイアスが入ってしまい，この患者さんはこの疾患に違いないと決めつけてしまう可能性があります．診断エラーを起こすリスクがあるので意識しておく必要があります[3]．

2 病歴聴取の方法

> **症例**
> **症例**：45歳女性．
> **主訴**：咳嗽．
> 　来院2週間前に感冒症状を認めたあと，咳嗽がなかなか改善しないので一般内科外来を受診した．
> 　脈拍数 68回/分，血圧 130/70 mmHg，呼吸数 16回/分，SpO$_2$ 98％（room air），体温 36.8℃．
> **既往歴**：なし
> **内服歴**：なし
> **アレルギー**：花粉症

　皆さんであれば，上記の症例の患者さんに対して，どのような病歴を追加で聴取するでしょうか？　優秀な内科医であれば，全体の80％の患者さんに対して病歴聴取だけで診断が可能であるといわれています[4]．診断推論を行ううえで病歴聴取はそれほど重要な役割があります．

1）重症疾患ではないことをまず確認する

　一般外来において何か禁忌事項があるかといえば，救急の場面と大きく違いはありません．
　まず重要なこととして，緊急性，重症になる可能性のある疾患を除外するために，red flag症状がないかを確認する必要があります．red flag症状があれば，緊急度の高い疾患に対して感度の高い検査を行い除外していく必要があります．診療所や往診などの場面で検査が困難な際は，他院への紹介も考える必要があります．
　一方red flag症状がなければ，診断がついていなくても，緊急性，重症化する可能性が低いので，ほかに事情がなければ入院や精密検査をせずに帰宅させる方針としても問題ないと思われます．今回の症例も同様ですが，一般外来を受診する患者さんは比較的元気な人が多く，問題が起これば帰宅後に再度，医療機関を受診することができる場合が多いです．
　red flag症状に関しては救急や症候学のテキスト，UpToDate®などの二次文献を参考にするとよいと思います．
　咳嗽におけるred flag症状としては，喀血や体重減少などがあげられます．今回の症例で確認したところこれらの症状は認められませんでした．

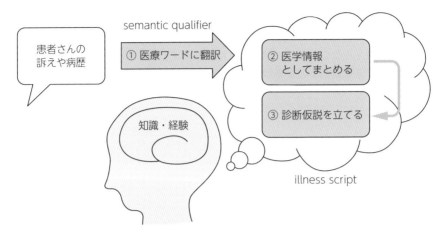

図1 臨床推論の概念図（指導医の頭のなか）
文献5, 6より作成.

表2 SQ の対比例

男性	⇔	女性
若年	⇔	高齢
急性	⇔	慢性
両側性	⇔	片側性
持続性	⇔	間欠性
発作性	⇔	非発作性

2）指導医の頭のなか

　　指導医が，どのように鑑別診断を考えているのか疑問に思ったことはありませんか？
外来中に指導医がどう考え診断しているのかを紹介したいと思います（図1）．

❶ 医療ワードに翻訳する

　　症状の訴え方は人それぞれであり，「最近症状がはじまった」と言われた場合の「最近」
とは1〜2日前のこともあれば，1〜2カ月前の場合もあります．症状に関しては「めまい
がする」という訴えであっても，回転性なのか浮動性なのかで考え方が異なりますし，失
神や場合によっては羞明を訴えているのかもしれません．

　　そこで，患者さんの訴えを鑑別診断しやすい医療ワードに翻訳する必要があります．漠
然と翻訳しても情報として使いにくいので，semantic qualifier（以下SQ）を意識すると
よいでしょう．SQとは変換キーワードなどと呼ばれ，鑑別疾患を絞り込むために役立つ，
対をなす概念をもつ普遍的な用語のことです（表2）[5]．

　　例えば，急性の発熱であれば感染症，慢性経過であれば悪性腫瘍や膠原病の可能性をよ
り考えることができます．

ここがポイント

患者さんの訴えを聞き，曖昧な内容であれば，こちらからも質問してSQに置き換える．

❷ 医学情報としてまとめる

患者さんの訴えをSQに置き換えることで，鑑別診断をあげ，同時に対比されるものを除外診断していくことも可能です．

今回の症例の場合は，「特に既往のない中年女性の亜急性〜慢性経過の発熱を伴わない咳嗽」という形でまとめられます．

この情報をもとに鑑別を考えていきますが，より鑑別に役立つ（「high yieldな」といったりもします）キーワードを重視することが肝要です．例えば，「中年女性」というキーワードよりも「発熱のない咳嗽」の方が鑑別するうえで役立つと思われます．

❸ 診断仮説を立てる

ここまでできれば，自分の知識を用いて，鑑別診断していくことになります．場合によっては，教科書や二次文献，Google検索などを利用するのもよいと思います．

SQでまとめて鑑別をあげることは，自分の頭のなかに病気のシナリオ（illness script）を蓄積していくことにもなります．illness scriptをたくさん蓄積することで，パターン認識で診断していくことができるようになり，診断にかかるまでの時間を短縮していくことが可能です[6]．illness scriptの蓄積に役立つ参考書籍を稿末にまとめましたので，興味のある方は読んでみてください．

3) 診断にせまる

鑑別診断があがったところで，診断を絞り込む必要があります．

症状の病態生理や解剖学的なメカニズムを考慮した質問をすることで，鑑別を絞り込むことができます．

例えば，後鼻漏の咳嗽は鼻汁が咽頭後壁を通って気管に入った反射で起きていると考えられます．なので，会話や身体の向きを変えたときなどに起こりやすく，むせるような咳嗽になります．

一方で，下気道由来の咳嗽は，喀痰が貯留し，それを排出しようとして起こると考えられます．なので，軽い咳嗽から徐々に強くなり，喀痰の排出とともに消失し，下気道に喀痰が溜まるまで，少し空いて次の咳嗽発作が起きます．喀痰は寝ているときも溜まるので，咳嗽で目が覚めてしまい不眠を訴えることもあります（図2）[7, 8]．

「咳き込んだ後に痰が出て，咳が治りませんか？」といった，場面をイメージしやすい質問に答えてもらうことで診断を絞り込むことが可能です．

検査をするかどうか，迷う場合もあるかと思います．基本的には，外来診療で検査が必要な状況は以下の3つに分けると判断しやすいです．

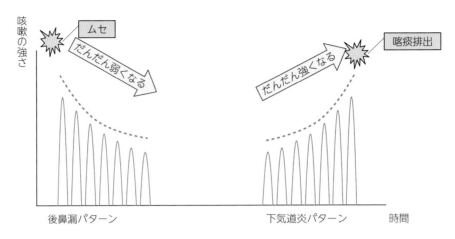

図2 後鼻漏と下気道由来の咳嗽の違い
文献7を参考に作成.

① 診断に役立つとき（特異度が高い検査）
② 除外に役立つとき（感度が高い検査）
③ 変化をみようと思うときのベースラインとして役立つとき

　どれにもあてはまらない場合は必要ない検査の可能性が高いので注意が必要です.

　今回の症例の場合は，SQから感冒後の発熱を認めない慢性咳嗽と分類し，百日咳など遷延するウイルス感染症や咳喘息，後鼻漏などを鑑別としてあげました.

　会話中に発作的な咳嗽を認めたため，後鼻漏からの咳嗽ではないかと考えました.

　肺炎の除外や悪化した際のためのベースラインとするため胸部X線検査も行いましたが，異常は認められませんでした.

3 確定診断がつかない場合の対応方法

1）未来に時間軸を伸ばす

　初診外来で診断がつかないことはよくあります. 多くの場合は時間経過で改善しますが，ウイルス性上気道炎から肺炎に至るなどのケースも考慮する必要があります. 自然軽快するだろうと予想したとしても，**自分の予想が正しかったかは，時間経過をみて判断する必要があります. 予想と違っていた場合には軌道修正をする必要があり，フォローを入れることを考えなければなりません.** 再診予約をとっておくのもよいですし，どういった状態になった場合に再診するべきか患者さんに伝えておくのも1つの方法です.

　例えば，感冒の場合なら「3〜4日くらいで解熱すると思います. いったん解熱した後に再度熱が出た場合は，抗菌薬で治療が必要な場合があるので再診するようにしてください」など具体的に伝えておくとよいと思います.

2) 診断的治療

暫定的な診断の診断的治療として薬を試してみる方法もあります．暫定診断に効果がある薬を処方し，効いたかどうかを再診で確認するわけです．薬が効いていない場合は診断が間違っていたと判断し別の治療に切り替える必要があります．

3) 指導医と相談

外来診療に慣れるまでは，**指導医にチェックしてもらえる機会をとるようにした方が**よいと思います．自分では思いつかなかった鑑別やマネジメント方法を学ぶよい機会になります．診療中にどうしてよいかわからなくなった場合も，患者さんに「ほかの医師とも少し相談してきます，お時間をおかけして申し訳ありませんが，少しお待ちいただけませんか？」と正直に伝えてしまうのがよいと思います．

今回の症例に関しては，後鼻漏の疑いで抗ヒスタミン薬を処方し，2週間後に再診の予約をとり，帰宅していただきました[9]．

おわりに

外来での診断はillness scriptを意識し経験をストックしていくことで，効率よく診療できるようになっていきます．最初は焦らず時間をかけてもよいので症例を大切にして診療してみてください．

引用文献

1）金子 惇，松島雅人：高次医療機関へのアクセスが制限された地域でのICPC-2を用いた年齢別の受診理由及び健康問題に関する後ろ向きコホート研究．日本プライマリ・ケア連合学会誌，39：144-149，2016
https://www.jstage.jst.go.jp/article/generalist/39/3/39_144/_pdf/-char/ja

2）山田隆司，他：日常病・日常的健康問題とは：ICPC（プライマリ・ケア国際分類）を用いた診療統計から（第1報）．日本プライマリ・ケア学会誌，23：80-89，2000

3）「Generalist Masters 8 病院総合医の臨床能力を鍛える本」（宮下 淳/著），カイ書林，2012

4）Peterson MC, et al：Contributions of the history, physical examination, and laboratory investigation in making medical diagnoses. West J Med, 156：163-165, 1992

5）Charlin B, et al：Scripts and clinical reasoning. Med Educ, 41：1178-1184, 2007

6）Schmidt HG, et al：A cognitive perspective on medical expertise：theory and implication. Acad Med, 65：611-621, 1990

7）「プライマリ・ケア―地域医療の方法―」（松岡史彦，小林 只/著），メディカルサイエンス社，2012

8）Hansen JG, et al：Predicting acute maxillary sinusitis in a general practice population. BMJ, 311：233-236, 1995

9）「咳嗽・喀痰の診療ガイドライン2019」（日本呼吸器学会 咳嗽・喀痰の診療ガイドライン2019作成委員会/編），メディカルレビュー社，2019

■ 参考文献・もっと学びたい人のために

1）「ジェネラリストのための内科外来マニュアル 第2版」（金城光代，他／編），医学書院，2017
2）「診断力を鍛える！症候足し算」（山中克郎／監，北 啓一朗，三浦太郎／著），羊土社，2017
3）「症状をみる　危険なサインをよむ 診察エッセンシャルズ 新訂第2版」（松村理司／監），日経メディカル開発，2018
4）「Gノート増刊：ジェネラリストのための 診断がつかないときの診断学」（松村正巳／編），羊土社，2019

Profile

井上博人（Hiroto Inoue）

市立奈良病院 総合診療科
家庭医療専門医・指導医
当院では家庭医療を基本とした病院総合診療，救急を実践しています．教育，へき地，緩和ケア，集中治療などカバーしている分野も広く，若手の意見を聞いてもらえる環境です．興味のある先生はいつでも見学可能ですので，連絡してみてください．

森川 暢（Toru Morikawa）

市立奈良病院 総合診療科
市立奈良病院では家庭医療と総合内科，救急が融合した病院総合診療を展開しています．指導医も家庭医療専門医，総合内科専門医，救急専門医など多種多様な人材がいます．地域医療振興協会の『地域医療のススメ』という総合診療プログラムの基幹病院ですので，興味がある方はぜひ見学を！

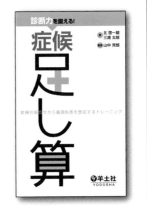

【各論】
慢性疾患・生活習慣病の
マネジメントの基本

天野雅之

① 長期的な視点に基づくアセスメントと，全体を診るバランス感覚を学ぼう

② 初診でも継続外来でも「医学的診断・生活リズム・解釈モデル」を把握しよう

③「重要度，自信度」を評価して，相手の「やる気」に応じたアドバイスをしよう

はじめに

　　　慢性疾患・生活習慣病に対して『外来でどんな情報を集めて，何を話したらいいかわからない！』『ガイドライン通りに薬を出せばいいんでしょ？』というイメージをおもちのあなた！ ぜひ，本稿を読んでください．慢性疾患・生活習慣病のマネジメントのエッセンスを具体的に伝授します！ 将来どの科に進んでもかかわる分野ですし，卒後3年目でいきなり外来を任される施設も多いでしょう．研修の機会を活かし，将来の準備をしていきましょう！

1　慢性疾患・生活習慣病の外来は研修医時代に学ぼう！！

1) 外来研修に病棟/ER研修の経験が活きる!? 〜長期的視点のつかみ方〜

症例1

　健診で血圧高値と血糖高値を指摘された50歳男性．診察にあたり，指導医から「患者さんの50年先まで想像しよう」と言われた．

　　　「そんな先のこと想像できない！」と叫びたくなりますが，各科ローテートで皆さんが苦労して学んできた「病棟診療/ER診療」の経験を活かせば大丈夫です！

　　　例えば過去に「心筋梗塞」，「脳梗塞」，「心不全増悪」の診療経験があるとしましょう．

これらは「高血圧」や「糖尿病」が危険因子となる疾患です．ということは，目の前の50歳の男性がこのままの生活を続けたら…『10年後には循環器内科で経験したあの患者さんのように心筋梗塞を発症し，20年後には神経内科で受け持ったあの患者さんのように脳梗塞を発症し，30年後にはADLが低下して誤嚥性肺炎が生じて心不全が増悪し…』と想像できますね．しかしこの外来で介入を開始すれば，リスクを下げられます！病棟や救急での経験を目の前の外来患者さんとリンクさせ，現在と未来のつながりを意識することで「長期的視点に基づいたアセスメント力」を鍛えましょう．

2）完璧をめざすと逆効果！？ 〜「全体最適」をめざす姿勢〜

症例2

慢性腎臓病と慢性心不全と糖尿病と変形性膝関節症と認知症がある82歳女性．一般外来で担当することとなった．

では，各科の入院診療経験やガイドラインさえあれば，質の高い外来マネジメントが可能なのでしょうか？ この82歳の女性に，病棟で学んだ専門領域の知識をベースに「ガイドライン通りの完璧なマネジメント」を実践したら…．腎臓内科・循環器内科・代謝内科・整形外科などの観点に基づく厳格な日常生活制限を行い，20錠の薬を4回に分けるといった煩雑な方法で服用しなければなりません．治療方針に"従わせる"ための労力がかかり，患者さんは"穏やかな余生"と程遠い生活を強いられ，「質の高い外来診療」ではないことが直感的に理解できると思います．

ある疾患に対して最高の治療を徹底的にしてあげたい医師の気持ちはよくわかります．特に自分の専門領域ならなおさらでしょう．しかし，最高品質のパーツを組み合わせても最高の完成品になるとは限らないように，医学的に介入できる事項があっても（それが自分の専門領域の得意分野であっても），全体のバランスを考えて"あえて後回し"にしたほうがうまくいく場合もあるのです．専門能力の最大限の発揮が求められる各科病棟診療と，慢性疾患・生活習慣病の外来マネジメントの考え方とは根本から違うので，外来の専門の研修期間が必要です．専門領域にどっぷりつかる前に，「全体のバランスを診る感覚」を養いましょう．

2 全体像ってどうやって把握するんですか？ 〜研修医は，この情報を集めるべし！〜

「全体のバランスと言われても，漠然としてよくわからない…」という研修医のあなた！安心してください．

初診でも継続外来でも，とりあえず集めるべき情報を3つに厳選しました．それは，医学的診断・生活リズム・解釈モデルです！

表1 背景疾患や合併症を示唆する代表的な状況

タイミング	症状・疾患	随伴症状・所見	原因として考えるべき病態
初診	血圧高値	低カリウム血症	原発性アルドステロン症
		腎血管雑音	腎血管性高血圧
		日中眠気, いびき	睡眠時無呼吸症候群
	血糖高値	薬剤（特にステロイド）	医原性
		体重減少	膵腫瘍
		黄疸, 腹水	肝硬変／肝疾患
	LDL高値	甲状腺腫大, アキレス腱反射遅延	甲状腺機能低下症
		アキレス腱肥厚, 眼瞼黄色腫, 家族歴	家族性高コレステロール血症
		尿の泡立ち, 浮腫	ネフローゼ
継続外来	高血圧	体重増加・浮腫	心不全
		麻痺	脳卒中
	糖尿病	急な増悪	膵腫瘍, 肝機能低下, 感染症
		低血糖症状	薬剤効果増強（腎機能低下など）
	COPD	ばち指	肺がん
		体重減少	栄養不足,（喫煙関連の）腫瘍
		浮腫, 体重増加	心不全（肺性心, 虚血）

文献1〜4を参考に作成.

1) 医学的診断

　"慢性疾患"は"安定疾患"ではありません. 常に増悪のリスクや背景となる重症疾患, 合併症の存在を念頭においた対応が必要です. ほかの急性疾患と同様に, まずは医学的な評価を行います. 初診時には「本態性か, 二次性か」を意識して評価しましょう. 継続外来では「目標値の達成度合い, 増悪のサインの有無」が重要です（表1）.

2) 生活リズム

　相手の生活リズムを把握することで, 疾患増悪を助長する環境や改善すべき生活習慣のあぶり出し, 無理のない治療計画立案などが可能になります. まずは「1日の平均的なスケジュール, 普段の食事／間食内容, 運動量,（薬があれば）服薬状況」がわかれば十分です. 取り調べのように尋ねると雰囲気が悪くなるので, **何気ない会話のなかで徐々に明らかにしていきましょう**（上級医がどのように聞き出しているか, ぜひ外来を見学してください！）.

3) 解釈モデル

　「解釈・期待・感情・影響」の4つのキーワードを念頭におきながら相手の話を聞きましょう. 感情や解釈の把握は「現状理解に関する患者−医師間のズレ」の防止につながりますし, 期待や影響の把握は治療ゴールの設定に役立ちます. 4項目すべてを無理やり聞

表2 解釈モデルと尋ね方の例

解釈：その事象に対するイメージや理解	「この病気に対しておもちのイメージはありますか」
期待：病院でしてほしいこと	「病院に対して，何かしてほしいという希望をおもちですか」 「治療において希望したいことはありますか」
感情：その時点の気持ち	「これからのことに対してご不安をおもちですか」
影響：その事象が日常生活に与える影響	「日常生活を送るうえで，具体的にどのような不具合がありますか」
解釈モデル全般を聞き出す便利な質問	「今日このタイミングで受診されたのは，何か理由がありますか」

表3 「高血圧」に対する解釈モデルの例

	解釈，感情	影響，期待
Aさん	薬を飲み続けなきゃいけない病気． 面倒だな．	家計が厳しくなる．薬の持ち運びがたいへん． できるだけ安く，飲みやすい薬が欲しい．
Bさん	父親の脳出血の原因となった病気． 怖い．	脳出血が起きて死ぬかもしれない． 脳出血の可能性を少しでも減らしたい．
Cさん	自覚症状もないし，大丈夫だろう． めんどくさい，放置したい．	なんなら脳卒中が起きても悔いがない． 治療したくない，ほっておいてほしい．

き出す必要はありませんが，こちらから尋ねてもOKです（表2）.

　例えば同じ「高血圧」という事象でも，人によって全く違う解釈モデルをもっています（表3）. 違いがわかりやすいように，あえて極端な例を提示しました. Cさんに対しては，治療を受けるよう説得したくなるかもしれませんが，Cさんが98歳の高齢者なら皆さんの感じ方も違ってくるでしょう. **目の前の患者さんにフィットした医療を提供するために解釈モデルは必須です**〔「外来におけるコミュニケーション」（pp.2782〜2788）も参照〕.

> **Advanced Lecture：患者さんの状況を"システム"として把握する**
>
> 　これだけでは物足りない！ というツワモノのあなたのために，上級医の思考過程の一部を紹介します.
> 　上記の情報に加え，家族関係（家族メンバーとの関係性）や社会関係（経済状況，地域とのつながりなど）の情報を集めます. 集めたすべての要素間の関係性を分析し，目の前の状況を「複数の要素が絡まりあって構成されたシステム」として把握します. このようなシステムでは，ある部分に変化が加われば，つながりのある部分がドミノ倒しのように影響を受けます. システム全体を改善させるにはどの部分に介入するのが最も効率よいかを考えながら，患者─医師関係を構築し，共通の目標を立て，継続的な診療を行っていきます.

3 どんなアドバイスをすればよいですか？
～「重要度，自信度，やる気」を把握する～

　禁煙・減量・食事改善・服用継続など介入すべき生活習慣が同時に複数存在する場合，どうすればよいでしょうか？

　全部を一度に変更できる人はいないので，優先度の高い課題を1つだけ選び抜きましょう．そして，それを達成するための作戦を患者さんと一緒に立てましょう．いまからこの流れを具体的に説明します．総合診療の専攻医が学ぶレベルの内容を研修医向けにアレンジしたものですので，すぐマスターできなくても焦らなくて大丈夫です．

1) 重要度と自信度を10段階で把握しよう[5]

　その課題が相手にとってどれくらい重要か（重要度），それをやり遂げる自信がどれくらいあるか（自信度）を，それぞれ10段階で把握します．例えば「減量」という課題を設定した際，重要度は「●●さんの生活のなかで，減量することの重要性を10段階で表すと，どれくらいの数字になりそうですか？」，自信度は「いざ減量するとしたら，それをやり遂げられる自信の度合いを10段階で表すと，どれくらいの数字になりそうですか？」という聞き方ができます．

2) やる気を3段階に分類しよう

　重要度と自信度を使用して，相手のやる気を3段階に分類します．重要度も自信度も低ければ"興味すらない"ステージです．重要度と自信度のどちらか一方が低い場合は"興味はある"ステージです．そして，重要度も自信度も高ければ"実行検討中"のステージです（図1）．

3) 分析結果に基づいたアドバイスをしよう

　"興味すらない"から"興味はある"に，"興味はある"から"実行検討中"に移行できるように促していきます．「促す」というのがポイントで，「相手を変えてやろう」と上から目線の考えではうまくいきません．患者と医師は同じ目標に向けてともに歩む"仲間"なので，基本的には「長いお付き合い」ができるような関係性をめざしましょう．各ステージの対応を紹介します．

❶「興味すらない」ステージ

　患者さん本人は，目の前の事象が「問題」であると認識していません．この状態では説得も提案も相手の心に届きません．簡単な情報提供を行いながら，何らかの転機が訪れるのをひたすら待ちます（転機の例：孫の誕生，友達の罹患，テレビ番組など）．機会を確実につかめるよう，定期的な医療機関との接点を担保しておきましょう．

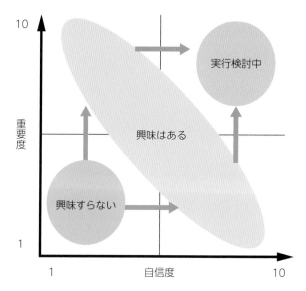

図1 重要度－自信度モデルとやる気の関係性
文献5，6を参考に作成.

❷「興味はある」ステージ

　重要度と自信度のどちらかが不足している状況です．「実行検討中」のステージへの変化を促せるよう，**不足している要素を高めていきます**．重要度を高めるには，相手の優先事項と目の前の事象との関係性を伝えたり（例：趣味の山登りが禁煙によってどのように快適になるかを説明），将来のリスクを具体的に伝えたり（例：「お孫さんの結婚式に酸素ボンベを引き下げて参列しなくてすむよう，いまから一緒に対策を考えませんか？」）する方法があります．自信度を高めるには，過去に成功したことを思い出してもらいつつ（「以前に●●をやり遂げたことがあるのですし，今回もきっと大丈夫です」），達成できそうな小さなゴールを自分で決めてもらい最初の一歩を踏み出しやすくするとよいでしょう．

❸「実行検討中」のステージ

　この段階以降は，「前向きな姿勢を承認する」，「成功体験をともに喜ぶ」といったかかわり方をします．また，そのモチベーションや行動を"ラクに維持"できる方法を，相手とともに考える姿勢も重要です（例：わざわざ運動の時間を確保しなくても，日常生活のなかに運動を組み込む方法を考える）．

4　チームとしての慢性疾患・生活習慣病マネジメント

　研修医は「初診（健診異常含む）」か「代診（上級医の代わりに診察させてもらう）」のいずれかで慢性疾患・生活習慣病とかかわることになるでしょう．自分自身で長期にわたってケアを提供しつづけることはできないので，チームの一員として診療に携わることになります．皆さんに覚えておいてほしいことを2つお伝えします．

【Problem List】
● 当院
　#1 耐糖能異常　健診：随時血糖 210 mg/dL
　#2 喫煙者　　　20本/日（30Pack Year）
　#3 脂質異常症　健診：LDL 150 mg/dL
● ××整形外科
　# 左第4指ばね指　疼痛時ロキソプロフェン屯用
● △△耳鼻科
　# 左慢性副鼻腔炎　点鼻薬
〈既往歴〉10歳　虫垂炎　××病院で手術
〈生活歴〉毎日ビール350 mL（夕食時），たばこ20
本/日．独居．システムエンジニア．デスクワーク中
心．運動は駅往復10分の徒歩．7時起床，朝食なし．
昼は食堂．間食にポテチ1袋．21時帰宅，夕食はコン
ビニ弁当．
〈解釈モデル〉
　父親が糖尿病でインスリン使用歴あり．
　糖尿はいろんな病気の原因になるので怖い．
　インスリン導入は避けたい．生活改善してみたい．

S：〜〜〜〜〜
O：〜〜〜〜

A：
　# 耐糖能異常　　〜〜〜〜〜
　# 喫煙者　〜〜〜〜〜
　# 脂質異常症　　〜〜〜〜〜

〈説明内容〉習慣改善への意気込みと駅までの徒歩移動
を承認した．「まずは食事療法から開始し，その反応
によって投薬を検討する」と説明した．本人は夕食内
容を変えることからはじめてみたいと希望した．やる
気ある様子．職場同僚が喫煙者で，禁煙は難しく，や
める気もないとのこと．今回は食事療法を優先し，希
望時にはいつでも禁煙外来が利用できることのみ紹介
した．

P：
・治療関連事項
　　夕食内容　揚げものを週7日→3日に．
　　血液検査結果と合わせて投薬開始時期を検討．
・血液検査 3月10日　空腹で
・尿検査 3月10日
・次回受診 3月25日　午後，●●先生
（恐れ入りますが検査結果説明と食生活改善経過の確認
をお願いいたします）

図2 血糖高値と脂質高値を指摘された50歳男性の診療録記載の例

1）1回の診療の効果は数年後に効いてくる

　慢性疾患における介入効果はゆっくりとしか現れないので，1回の診療をおろそかにし
てもすぐには影響が出ません．手抜きをしようと思えばいくらでもできてしまいます．し
かし，早い段階でよい介入ができれば，その効果は数年後に何十倍にもなって現れます．
皆さんにできることは小さいことかもしれませんが，その1回は非常に重要な意味をもっ
ています．ぜひ，大切にしてください．

2）次の診療につなぐ姿勢

　目の前の患者さんの今後の診療には，医師以外にも，看護師，薬剤師，事務，リハビリ
スタッフなど，多数のスタッフがかかわることになります．あなたもこのチームの一員と
して診療を担当します．研修医という特性上，次の再診の診察は外来主治医へ引き継ぐこ
とになるでしょう．**スムーズに引き継ぐ段取りが重要です．**まずはしっかりと診療録記載
を行うところからはじめるとよいでしょう（図2）．

✐ Advanced Lecture：家庭医療学とは

　本稿の内容は「Family Medicine（家庭医療学）」をベースにしています．Family Medicineはあくまで「学問」なので，それを専門として追求することもできますし，肩書や診療科に関係なく学ぶこともできます．日本語でも良書が多数出版されていますし，勉強会や現場見学にご参加いただくと効率よく学べると思いますので，外来研修の際にはぜひご利用ください（なお，本稿は下記の理論や概念のエッセンスを統合し，研修医向けにアレンジしました：Patient Centered Clinical Method，Explanatory Model，System thinking，Bio-Psycho-Social Model，ACCCA，Transition of Care，fallacy of composition，Transtheoretical Model，Conviction-confidence model）．

▧ 引用文献

1）Viera AJ & Neutze DM：Diagnosis of secondary hypertension：an age-based approach. Am Fam Physician, 82：1471-1478, 2010

2）「動脈硬化性疾患予防ガイドライン 2017年版」（日本動脈硬化学会/編），日本動脈硬化学会，2017

3）清野 裕，他：糖尿病の分類と診断基準に関する委員会報告（国際標準化対応版）．2012
https://www.jstage.jst.go.jp/article/tonyobyo/55/7/55_485/_pdf/-char/ja

4）Pannala R, et al：New-onset diabetes：a potential clue to the early diagnosis of pancreatic cancer. Lancet Oncol, 10：88-95, 2009

5）Vaughn FK, et al：Choices and Changes：A New Model for Influencing Patient Health Behavior. J Clin Outcomes Manag, 4：33-36, 1997

6）八藤英典，他：家庭医における健康増進と疾患予防を学ぶ．「Generalist Masters 7 家庭医療のエッセンス」（草場鉄周/編），pp137-139，カイ書林，2012

▧ 参考文献・もっと学びたい人のために

1）「Generalist Masters 7 家庭医療のエッセンス」（草場鉄周/編），カイ書林，2012

2）「新・総合診療医学 診療所 総合診療医学編 第3版」（藤沼康樹/監），カイ書林，2019

3）「日本プライマリ・ケア連合学会 基本研修ハンドブック改訂2版」（日本プライマリ・ケア連合学会/編），南山堂，2017

4）「Patient-Centered Medicine：Transforming the Clinical Method 3rd Edition」（Moira Stewart, et al, eds），CRC Press, 2013

Profile

| 天野雅之（Masayuki Amano）

南奈良総合医療センター 総合診療科/野迫川村国保診療所
家庭医療専門医/指導医
日本中の臨床現場に笑顔と安心を届けるべく『病棟/外来での病状説明・他科コンサルテーションのしかた』を中心に各地でワークショップを開催中です，お気軽にお声掛けください！皆で楽しい臨床医生活を送りましょう！！

【各論】

予防医療とヘルスメンテナンス

外来で予防医療を提供するには

宮﨑　景

① 日本では健診，人間ドックが行われているが，必ずしもエビデンス（医学的根拠）に基づいているわけではない

② 予防医療にこそエビデンス（医学的根拠）が求められる

③ 予防医療におけるエビデンスに精通し，予防医療の一元化と継続性を重視し，日常診療のなかで，行動科学に基づくカウンセリングを重視して，case finding approachを活用すれば，予防医療の提供は可能である

1 予防医療とヘルスメンテナンス

1）予防医療とは

　　予防医療は，疾患の予防，障害の防止，健康増進を含み，大きく一次，二次，三次予防に分けられます．

❶ 一次予防

　新しい疾患の**発症を抑える**ために，生活習慣や運動習慣の改善，予防接種，事故防止による障害の発生予防を行います．

　例：禁煙活動，健康教室による運動習慣の改善，シートベルト着用推進運動など

❷ 二次予防

発症した疾患（多くは無症候）の**早期発見，早期治療**をするためのスクリーニングを行います．

例：がん検診

❸ 三次予防

すでに発症して生体機能が損失されたり生活の質が低下したものを軽減したり，**再発防止**を行う活動をさします．

例：脳梗塞後のリハビリテーション，心筋梗塞発症後のアスピリン投与

2）ヘルスメンテナンスとは

ヘルスメンテナンスは予防医療とほぼ同義語ですが，予防医療の活動そのものをさすことが多く，**ヘルスメンテナンスの4項目（4原則）**という，違った切り口の枠組みを知っておくと便利です．ヘルスメンテナンスの4項目（4原則）とは，下記の4つをさします．

❶ スクリーニング

がん検診など，病気を早期発見，早期治療するための代表的な二次予防活動です．病歴聴取や医療面接等で，うつ病，アルコール問題などを早期発見することもスクリーニングに含まれます．

❷ 予防接種

多くの感染症を予防するための予防接種は，発症予防という意味で一次予防に含まれます．

❸ 予防的薬物治療

疾患の発症予防，再発予防のための薬物投与をさします．虚血性心疾患や脳血管障害に対するアスピリンは一次予防，三次予防に含まれ，妊娠中の葉酸内服による神経管閉鎖障害の予防は一次予防といえます．

❹ カウンセリング

ここでいうカウンセリングとは，皆さんがイメージする狭義のカウンセリング，すなわちカウンセラー（臨床心理士など）によるカウンセリングではなく，医師が医療面接などを通じて患者さんへ行動変容の働きかけを行うことをさし，禁煙，禁酒，ダイエットなどに向けた助言などがあげられます．

> **【コラム】「アスピリンによる二次予防」という呼称は間違い？**
>
> 　薬物治療による疾患の再発防止は、予防医療の枠組みでは三次予防に含まれます。しかし、例えば心筋梗塞後のアスピリン投与を臨床現場では二次予防と呼ぶことが多いです。予防医療の定義を踏まえれば、そもそも予防的薬物治療には一次予防か三次予防しか存在しないはずですが、一般臨床においては未発症であれば一次予防、発症後であれば二次予防と呼んでいます。予防医療が一般臨床と隔絶されてきた歴史の表れかもしれませんが、現状の呼称はこれで定着していますので、皆さん混乱のないように受け入れてください。

2 健診，人間ドックと検診の位置づけ

　皆さんが外来で予防医療として、一番遭遇する可能性が高いのが健診、人間ドックとがん検診を代表する各種検診です。健診の実施や、異常値のフォローアップを依頼されることが多いので、知識を整理しておきましょう。

症例1

　研修医のあなたは、内科外来の初診を担当しています。
　35歳専業主婦の女性が風邪で受診しました。診察後、「ついでに質問なのですが、健康でいるためにはどうすればよいでしょうか？ 健診を受ければ大丈夫でしょうか？」と聞かれました。あなたはどう答えますか？

　この質問に答えるには、健診、人間ドック、検診の制度と、その効果について知っておく必要があります。

1) 健診の制度

　健診には大まかに、定期健康診断、特定健康診査、一般健康診査があり、それぞれ法律で実施が求められています。内容は医療面接、身長、体重、聴力、視力、心電図、尿検査、採血（血糖、脂質、肝酵素、腎機能など）が一般的です。これらの健診はそれぞれ目的、法律、実施者と責務、対象者が異なり、混乱のもととなりますが、簡潔に整理すると表1のようになります。

2) 人間ドック

　人間ドックは健診と異なり、基本的には任意で行われる定期的な検査の総称ですが、一部の定期健康診断などでは、人間ドックを受けることで代用とすることが認められています。人間ドックは任意であるため、検査項目等に対する規定もなく、検査を提供するけんしんセンターや病院によって自由にメニューが組まれており、まさに千差万別です。

表1 健診の分類と特徴

	定期健康診断 （企業健診・法定健診）	特定健康診査	一般健康診査
目的	労働者の健康管理	高齢期における適切な 医療の確保	生活習慣病の発症予防と 早期発見
法律	労働安全衛生法	高齢者の医療の確保に関する 法律（旧 老人保健法）	健康保険法， （75歳以上は）高齢者の医療 の確保に関する法律
実施者と責務	事業者の義務（罰則あり）	保険者の義務	保険者の努力義務
対象者	労働者雇入れ時，年1回	40〜74歳	35歳以上 （特定健康診査対象者以外）

3）検診

　　病気のスクリーニング検査，いわゆる検診の多くは健康増進法に基づいて市町村が実施します．がん検診としては胃がん，肺がん，大腸がん，乳がん，子宮頸がん，前立腺がんがあり，がん検診以外に，歯周疾患検診，骨粗鬆症検診，肝炎ウイルス検診なども推進されています．

③ 予防医療の大原則 〜予防医療にこそエビデンスが求められる

症例2

　　救急外来に，瀕死の重傷で運ばれた40歳男性Aさん．このままでは死んでしまうAさんを助けるには成功率が定かではない手術にかけるしかありません．あなたは「助かるか，助からないかはわかりません．この治療にかけますか？」と勧めました．

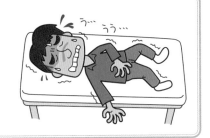

症例3

　　人間ドックに訪れた，生来健康な40歳女性Bさん．あなたは「最新のスクリーニング検査があります．病気を見つけることはできますが，長期的な予後を改善するかどうかはわかりません．この検査を受けてみたいですか？」と勧めました．

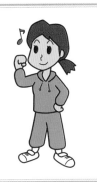

　症例2と症例3，どちらも利益と害のバランスが定かではない点では共通です．それでも「症例2は場合によってはアリ，症例3はナシだなあ」と感覚的にわかっていただけますでしょうか？

　EBMという言葉の生みの親であるDavid Sackettは症例2と症例3への対応の違いについて論文を書いています[1]．症状を訴えて受診する患者さんに対して，最善を尽くして治療することは約束しても，利益が害を上回ることを必ずしも保証することはありません．しかし，無症状で困っていない人に対して，予防医療を勧めている時点で，提供する予防医療によって得られる利益が害を上回るということを暗黙に約束していることになるのです[1]．

4 予防医療のエビデンス（医学的根拠）

1）健診は予後を改善しない

　日本で健診といえば，前述のような定期健康診断，特定健康診査や一般健康診査が行われています．これらのいわゆる健診は全体として予後を改善しないことが，くり返されるシステマティックレビューで示されています[2]．

2）健診項目の半分強は推奨できない

　法律で規定されている健診項目の多くがあまり推奨できないことが，福井らの研究によって明らかになっています[3]．

3）がん検診

　胃がん，大腸がん，肺がん，子宮頸がん，乳がんと前立腺がん検診に関して，「科学的根拠に基づくがん検診推進のページ」[4]に掲載されているがん検診ガイドラインにおける推奨を表2に示します[5〜10]．大腸がん，子宮頸がんと乳がん検診は積極的に推奨できる推奨度A，Bに該当します．

4）その他の情報リソースの紹介

❶ USPSTF（米国予防医学専門委員会）のホームページ[11]

　予防医療に関して日本発のまとまったリソースはありませんので，まずはUSPSTFのホームページを参照しましょう．ePSSという公式アプリをスマホなどで使用することができ，推奨項目のリストを確認できる便利さがあります．難点としては，あくまでも米国人のデータに基づいた推奨であることです．日米の違いを考慮しながら活用しましょう．

表2 がん検診の推奨レベル

対象疾患	検査項目	年齢	推奨レベル（推奨年度）
胃がん	胃X線検査	50歳以上	C（B）（2014）
	内視鏡		C（B）（2014）
大腸がん	便潜血	40歳以上	A（2005）
	大腸内視鏡		C（2005）
肺がん	胸部X線±喀痰細胞診	40歳以上	C（B）（2006）
	低線量CT		I（2006）
子宮頸がん	細胞診	20歳以上	B（2009）
乳がん	マンモグラフィー	40～74歳	B（2013）
前立腺がん	PSA	50歳以上	I（2008）

A	そのような健診項目を実施することが強く勧められる．有効性に関する（対象者の真のアウトカムを改善する）良好なエビデンスがあり，利益は害を非常に上回る．
B	そのような健診項目を実施することが勧められる．有効性に関する（対象者の真のアウトカムを改善する）少なくとも間接的なエビデンスがあり，利益は害を上回る．
C	そのような健診項目を実施することが推奨できるともできないともいえない．有効性に関する（対象者のアウトカムを改善する）少なくとも間接的なエビデンスがあるが，利益は害をわずかに上回るか接近している．
D	そのような健診項目を実施することは推奨できない．無効というエビデンスがあるか，利益より害が大きい．
I	そのような健診項目を実施することが推奨できるともできないともいえない．有効性に関する（対象者のアウトカムを改善する）エビデンスはなく，利益と害の比較ができない．

文献5～10より作成．

※胃がん検診の胃X腺検査・内視鏡および，肺がん検診の胸部X線±喀痰細胞診は診療ガイドライン
　で示された推奨レベルはBであったが，諸外国の基準に準じてCであると筆者が判断している．

❷ 根拠に基づく予防医療推進サイト [12]

　プライマリ・ケア連合学会の予防医療・健康増進委員会によって，日本人のデータに基づいた文献レビューが掲載されています．項目は順次追加されていますが，まだすべてを網羅できていません．

❸ 子どもとおとなのワクチンサイト [13]

　予防接種に関しては，「子どもとおとなのワクチンサイト」がお勧めです．このサイトの長所は子どもだけでなく，成人も含めて定期接種，任意接種の推奨が網羅されていることです．

5　予防医療の提供を困難にする制度上の問題点

1）予防医療のほとんどは医療保険適応外

　　予防医療の業務のほとんどは医療保険の適応外となっています．日常診療のなかで予防医療を提供しようとしても，混合診療になる恐れがあります．

2）日常診療と健診の分断

　　予防医療に医療保険が適応とならないこととも密接に関係していますが，健診や人間ドックは日常診療を行う場（病院の外来や診療所）とは別に，けんしんセンターなどで行われるのが一般的です．受診者は決められたメニューを流れ作業でこなし，担当する医師もその場限りがほとんどです．医師は医療面接のとき（多くの場合は途中）だけ受診者と会い，最終結果は受診者に郵送されます．受診者が自発的に郵送で受けとった結果を主治医に見せなければ，主治医は健診や人間ドックを受診していたことすら知らない事態となります（健診や人間ドックは日常診療の一環とはみなされていないのか，十分なトレーニングを受けていない医師が担当している場合も見受けられます）．

6　現状でできる予防医療的介入は？

1）現実と理想の融合

　　健診にエビデンスがなくとも，法律による罰則規定もあり，健診自体を完全に排除して予防医療を提供することは困難です．予防医療の原則を意識しつつ，健診のなかでも医学的根拠の高い項目を手厚く扱ったり，健診をきっかけにかかりつけ医としての患者―医師関係を構築するなど，できることはあります．例えば健診のなかで，アルコール問題，喫煙，うつについての介入を強化する，血圧高値のフォローアップを重点課題とするなどです．

2）予防医療の一元化と継続性の担保

　　健診を含めた予防医療も医療の一端であるという認識をもち，かかりつけ医が積極的に予防医療にかかわることで診療の継続性を保つことは有用です．慢性疾患で自分が継続的に診療している患者には，けんしんセンターなどで健診を受けているかを確認し，結果を教えてもらえるように常に話題にするとよいでしょう．

3）日常診療に予防的介入を取り入れる

　　定期通院患者や，急性疾患で受診した患者の年齢，性別，リスクに応じて日常診療で小出しに介入をかけることをcase finding approachと呼びます．例えば，風邪で受診した若い未婚女性に対し，挙児希望かどうかを訪ねつつ，葉酸の予防的内服，風疹ワクチンの接種について話題に出すとよいでしょう．またインフルエンザで受診した若い男性には，

喫煙，アルコール，うつのスクリーニングを行うことができます．またカルテのSOAPのAPに「#予防医療」もしくは「#HM（health maintenance）」の項目を毎回つけることを習慣にするだけで，予防医療を日頃から提供することの意識付けをすることができます．

4）カウンセリングを重視する

この場合のカウンセリングとは，前述のように，医師が行う簡単なアドバイスによって行動変容を促すようなものをさします．行動科学の手法を学ぶことで，日常の外来のなかで，短時間で効果的な働きかけもできます．看護師など他職種と連携することで，限られた外来の場でも有用な働きかけをすることができます．また家族への働きかけも重要です．例えば，喘息の増悪で子どもが受診したときは，同居家族に禁煙を促すチャンスです．

5）症例1への対応　「35歳女性　健診を受ければよいですか？」

リスクや生活習慣が介入内容に関係します．症例1の患者さんは非喫煙者の主婦で，2歳の長女がおり，性交渉は夫とのみであり性感染症（sexually transmitted disease：STD）のリスクは低く，特記すべき家族歴もありません．

健診全般が必ずしも健康に寄与しないことをあなたは知っています．健診項目で有用な，アルコール問題，喫煙，うつについての聴取と，血圧のチェックは本日の外来ですみました．血糖と脂質のチェックはやってもよいかもしれません．35歳の女性に勧められるがん検診は子宮頸がん検診だけです．

USPSTFのePSSアプリに「35歳の非喫煙者女性，性生活あり」の条件を打ち込むと，追加項目として挙児希望者の葉酸服用，HIV検査，クラミジア検査，淋菌検査，ドメスティック・バイオレンス（DV）の有無に関する聴取が推奨度A，Bとなりました．また「子どもとおとなのワクチンサイト」でインフルエンザワクチンの接種と，風疹抗体値の確認（もしくは風疹ワクチンの接種）がトピックとしてあがりました．

患者さんは挙児希望であり，長女の出産時に妊娠糖尿病を発症せず，妊娠中の検査で風疹抗体は陽性，HIV陰性，クラミジア，淋菌，梅毒陰性であることが確認されています．

STDの低リスクで，DVの心配もなく，妊娠糖尿病もなかったことから，子宮頸がん検診の受診と，葉酸の服用，インフルエンザワクチンを打つことを勧めました．

■ おわりに

制度の障壁はありますが，予防医療のエビデンスにアンテナを張っておけば，日常診療のなかでも良質な予防医療を提供することはできます．

引用文献

1）Sackett DL：The arrogance of preventive medicine. CMAJ, 167：363-364, 2002

2）Krogsbøll LT, et al：General health checks in adults for reducing morbidity and mortality from disease. Cochrane Database Syst Rev, 1：CD009009, 2019

3）福井次矢：（旧版）「最新の科学的知見に基づいた保健事業に係わる調査研究」基本的健康診査の健診項目のエビデンスに基づく評価に係わる研究 健診項目評価要約版 Ver.1.5. 2005

4）科学的根拠に基づくがん検診推進のページ：
http://canscreen.ncc.go.jp

5）国立がん研究センターがん予防・検診研究センター：有効性評価に基づく胃がん検診ガイドライン 2014 年度版. 2015

6）平成 16 年度 厚生労働省がん研究助成金「がん検診の適切な方法とその評価法の確立に関する研究」班：有効性評価に基づく大腸がん検診ガイドライン. 2005

7）平成 18 年度 厚生労働省がん研究助成金「がん検診の適切な方法とその評価法の確立に関する研究」班：有効性評価に基づく肺がん検診ガイドライン. 2006

8）平成 19 年度 厚生労働省がん研究助成金「がん検診の適切な方法とその評価法の確立に関する研究」班：有効性評価に基づく前立腺がん検診ガイドライン. 2008

9）平成 20 年度 厚生労働省がん研究助成金「がん検診の適切な方法とその評価法の確立に関する研究」班，平成 21 年度 厚生労働省がん研究助成金「がん検診の評価とあり方に関する研究」班：有効性評価に基づく子宮頸がん検診ガイドライン. 2009

10）独立行政法人国立がん研究センター がん予防・検診研究センター：有効性評価に基づく乳がん検診ガイドライン 2013 年度版. 2014

11）U.S. Preventive Service Task Force：
https://www.uspreventiveservicestaskforce.org

12）日本プライマリ・ケア連合学会 予防医療・健康増進委員会予防医療チーム 根拠に基づく予防医療 推進サイト：
https://www.evidencebased-prevmed.jp

13）日本プライマリ・ケア連合学会 ワクチンプロジェクトチーム 子どもとおとなのワクチンサイト：
https://www.vaccine4all.jp

Profile

宮﨑　景（Kei Miyazaki）
高茶屋診療所（三重家庭医療センター 高茶屋）
岐阜市出身，1997 年名古屋大学医学部卒業．内科，循環器内科研修後，名古屋大学総合診療部にて研鑽，ミシガン大学家庭医レジデンシーを経て現職．大学院生時代に健診センターでの診療に疑問をもったことをきっかけに，根拠に基づく予防医療の普及にかかわる活動を続けている．

【各論】
外来診療の学び方

高村昭輝

① 2020年度からの外来診療研修では「頻度の高い慢性疾患の継続診療」を新たな診療能力として加味している．病棟診療における診断治療のプロセスを外来診療に適用するだけでは，外来診療研修の目標は達成されない

② 外来診療は観点を構造化すると学びやすい

③ 指導者と学習者が共通の枠組みで診療・振り返りを行うことが重要である

■ はじめに

　　近年，外来診療を学ぶことが非常に注目されています．これまで臨床実習，初期研修，専門研修といえば，病棟が主たる学びの場であり，入院患者をしっかりと診療できることが目標とされてきました．しかし，卒前教育に地域基盤型臨床実習として市中病院や診療所での実習もカリキュラムとして導入され[1]，初期臨床研修には地域医療研修に加えて2020年の改訂では新たに外来診療研修が明確に位置づけられました[2]．専門研修，特に総合診療専門医研修において，中小病院での外来診療研修の重要性が示されています[3]．初期臨床研修における外来診療研修は，ガイドラインによると「頻度の高い慢性疾患の継続診療を行うために，特定の症候や疾病に偏ることなく，原則として初診患者の診療および慢性疾患の継続診療を含む研修を行うこと」[2]となっています．しかし，前述のようにこれまでの研修の場は病棟が主であり，指導者も学習者も外来診療についてどのように教え，どのように学べばよいのかを熟知している者は少なく，その研修方略は広く浸透しているとはいえません．基本的にはon the job trainingで学んでいくのですが，本稿では病棟診療や救急外来診療と区別して，主に初期臨床研修でも総合診療専門医研修でも重要であるプライマリ・ケア外来診療＝一般外来診療の学び方について述べます．

1 プライマリ・ケア外来診療学習の現状

　そもそも外来診療では何を教え，何を学べばよいのでしょうか？ 医学部の卒前教育においては“外来”という場について明確な規定はありません．つまり，何を学ぶかの規定はありますが，どこで学ぶかや，場の違いによる診療構造の違いの学びは規定されていません[1]．そのなかでも外来診療で必要とされる学習内容として，臨床実習前はコミュニケーション能力と接遇態度の修得に重きを置いて学んでおり，臨床実習では臨床推論から指導医へのプレゼンテーション能力までを学び，それらをOSCE（客観的臨床能力試験）で評価しています．つまり，卒業前は「円滑な病歴聴取」，「正しい接遇態度」，「生物学的判断」を主な目標としているといえるでしょう．

　一方で卒後では2020年度からの初期臨床研修において外来診療研修を1つの独立した研修分野として明確にし，内容としても一歩踏み込んで「頻度の高い慢性疾患の継続診療」という新たな診療能力が加味されました[2]．この言葉のもつ意味は非常に大きいです．つまり，病棟診療における診断治療のプロセスを外来診療に適用するだけでは目標は達成されないということです．これまでの各医師が自己流で行っていた外来診療が，しっかりと構造化して教育学習するべき分野としてやっと確立されたと捉えるべきです．

2 外来診療研修で学べるもの

　「外来診療研修で学生や研修医が何を学んだのか？」に関する研究は過去に数多くの報告があります．コミュニケーションスキルや接遇はもちろんですが，外来での臨床推論，医療資源の効果的な使用法，多職種連携や社会資源の活用なども学ぶことができます．このようなものは通常，外来診療研修における目標として明白になっていることですが，それ以外にも病棟診療や救急外来診療では学べないものも数多くあります．

　外来でできる医療と病棟でできる医療の違いの理解などは例としてわかりやすいことですが，救急外来での診療と異なり，そもそも救急対応が必要であるかどうかの判断も求められます．そのほかには時間のマネジメント能力もあげられ，そのなかには時間に余裕がある際の網羅的な医療面接や身体診察だけではなく，短い時間で効果的に行う能力，さらにそれらの使い分けも含まれるでしょう．また，複数の患者さんを同時並行的に診療する能力…目の前の患者さんを診察しながらも検査に行っている患者さんや点滴をしている患者さんなどのことも考える能力，そして，初診であれば短い時間で信頼関係を構築する能力なども重要かもしれません．

　急性期には治療が主体となることが多いため，医師の役割は大きいかもしれませんが，慢性期になると外来においても病勢の維持安定という側面が強くなるため他職種の役割が大きく，医師は上手にサポートする能力が重要になります．調剤薬局からの疑義照会に対する迅速な対応なども必要かもしれません．また，最近では外来診療で目の前の患者にエビデンスを正しく適用するためのWebツールを使いこなす能力の修得などは時代の流れと

もいえます．

　一方で依然として，hidden curriculum として学生や研修医が“学んでしまう”ものも数多くあります．病態にかかわらず，画一的にオーダーされるセット検査（そもそも時間短縮のために設定されていることが多いですが），前回の診療録所見をそのままコピペして当日の所見を付け足し，どんどん長くなっていく巻物式診療録記載，学習者に診断も含めて理由を正しく説明できないままの「とりあえず」検査や「とりあえず」処方などもありえます．外来での医師の患者さんに対する姿勢や対処はすべて“学んでしまう”ものと考えてよいでしょう．ある意味，学習者も指導医の姿勢を批判的にみることが求められるかもしれません．

　このような難しい外来診療の学び方に関しては，教えることに慣れている指導者や自己学習能力の高い学生や研修医は別として一般的には**観点を構造化して学んでいくのが易しい**と思われます．では，どのように外来診療を構造化して学んでいくべきなのでしょうか？いくつかの外来診療学習モデルを紹介します．

1) four-point framework

　最もシンプルで，これまで外来診療を教えたことのない指導医にとっても，見学をしている学生や初期研修医，専攻医にとってもわかりやすい外来診療の枠組みは，古典的ですがStottらによる**four-point framework モデル**[4]でしょう（図1）．プライマリ・ケアの場面で包括的に患者さんを診ることは非常に難しいです．そのなかでどのような観点で患者さんのマネジメントをすればよいのかを4つの領域に分けて考える枠組みです．具体的には**領域1：急性の問題対応，領域2：慢性の問題対応，領域3：予防医療的介入，領域4：適切な受療行動指導**に分けられています．もし，指導医の外来を見学する場合であっ

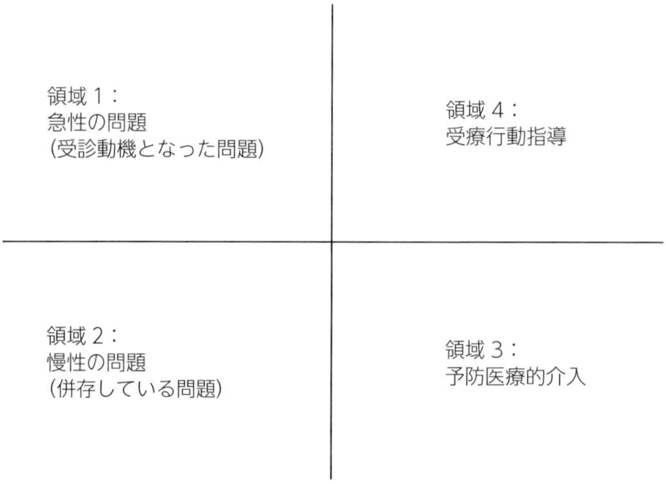

領域1： 急性の問題 （受診動機となった問題）	領域4： 受療行動指導
領域2： 慢性の問題 （併存している問題）	領域3： 予防医療的介入

図1 four-point framework
文献4より引用．

ても，この観点を用いて指導医が患者さんとどのようにかかわっているのかを観察することができます．

　領域1としては受診のきっかけとなった病い（やま）について診断と治療を進めることをさします．領域2は受診の動機となった急性の問題に影響するか否かは別として，並行して存在する慢性的な問題を明らかにします．例えば，高血圧で治療している，不安神経症で内服していることなどです．場合によっては家庭内や職場での持続的な問題などもこの領域にあたるでしょう．領域3に関しては，例えば若い世代は「風邪」などで受診しますが，領域1としての対応だけでなく，受診機会をHPVワクチンの接種や喫煙など表出されていない問題にアプローチをするチャンスと捉えることです．そして，次回の外来につなげるための動機づけ（次回の外来予約なども含む）が領域4といえます．

2）患者中心の医療モデル

　1972年にMcWhinneyは患者さんが医師の元を訪れる「本当の理由」というものに着目しました．彼の下で仕事をしていたM. Stewartはさらに患者—医師関係に注目し，家庭医療の領域で**患者中心の医療モデル**（the-patient-centered clinical method）を考案しました[5]．もともと権威勾配のある患者—医師間において，特に外来診療の現場では患者中心の医療は患者さんに力を与え，その力を共有することが大切であると説きました．そのなかで外来診療のモデルとして **① 健康，疾患，そして，病い体験を探る，② 患者さんを全人的に理解する，③ 共通の理解基盤を確認する，④ 患者—医師関係を強調する**という4つの相互的コンポーネントを提唱しています（図2）．1つめのコンポーネントでは「疾患

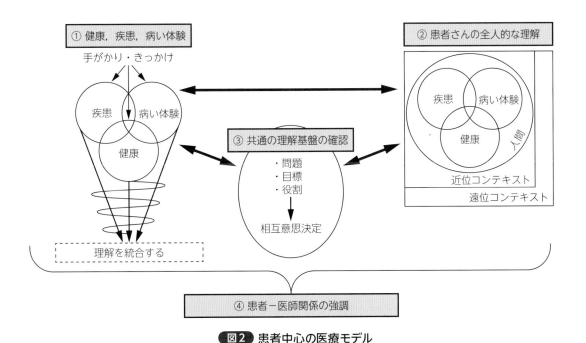

図2 患者中心の医療モデル

（disease）だけではなく，病い（illness）として把握することが求められ，2つ目のコンポーネントでは健康の社会的決定因子における近位コンテキスト（生活習慣や職業など）だけではなく，遠位コンテキスト（コミュニティや文化など）の把握も求められます．問題の認識と患者さんにとっての優先度や患者さんからの癒しへの思いなども重要視されています．3つ目のコンポーネントでは患者さんのもつ問題や思いをしっかり共有することで"ズレ"をなくします．それら全てを統合して4つ目のコンポーネントで患者―医師関係を構築することが重要です．

3) The Inner Consultation

R. Neighbourは彼の著書である「The Inner Consultation」のなかで ① goal-setting，② skill-building，③ getting it togetherという3つのセクションについて述べています[6]．goal-setting（目標設定）ではまず，患者さんの望むアウトカムを設定し，それらをしっかりと可視化，具体化します．skill-building（スキル構築）では患者さんの望むアウトカムを達成するために医師としての準備を行います．つまり，ツールに精通したり，手技の練習をしたりすることなどもこれにあたります．そして，getting it together（統合）では上記のアウトカム設定，スキルの向上などをすべてまとめて，患者さんの診療にあたります．前出の2つのモデルに比べてかなり概念的な部分が多いので外来診療初学者にはやや難しいかもしれませんが，上記のステップを踏んで外来診療研修に臨むことの意義は大きいでしょう．

3 外来診療を単なる見学だけにしない・させないために

そのほかにも特に外来診療を主戦場とする総合診療領域でさまざまな外来診療について学びの方法論が先行研究などから提唱されています．有名なものではEngelらの生物心理社会モデル[7]，Coleらのthree-function model[8]，Dohertyらのthe family system approach[9] などがあります．

いずれにしても外来診療を学ぶというのは非常に難しいことです．事前に準備しておくべきスキルとしての話術，表情，流れなどを言語化するのが難しいという点もありますが，短時間のうちに医師と患者さんとの対話のなかで臨床推論，診断，治療と診療が進んでいくため，学習者が診療している最中に指導者が口を挟んだり，指導者が診療している最中に学習者が質問したりという対話の流れを止めかねない教育的活動が成立しにくいのです．

そこで実際の方略としては，その日の外来受診患者のなかで印象的な疾患や病態，状況などの1人をとりあげ，その特徴をkeyとしたミニレクチャー（指導医の力量によっては即興で行うのもよいし，事前に準備するも可）をすることなどは実際の患者さんの語りや所見などから記憶として定着しやすいです．それらを次回までに研修医への課題とし，研修医が外来でミニレクチャーをしてもよいでしょう．

指導医と研修医の1対1であれば，研修医の記載した診療録を点検する際に，その時間

をしっかりとエビデンスやナラティブを踏まえた振り返りとまとめの時間として活用することは非常に重要な方略となるでしょう．そのなかで気になる患者さんなどは外来で他職種とともにカンファレンスを行うこととし，そのカンファレンスは研修医に主導してもらうように準備させるなども効果的な学習方略です．ビデオレビューなどは自らの診療を客観的に振り返るには非常におもしろい手段です．意外と診療中の何気ないしぐさや表情を省察することもできます．患者さんの了解を得て，ホームビデオなどで撮影してみるのもよいでしょう．外来診療のなかで指導者と学習者が前述のような共通の枠組みをもって診療を行えば，診療終了後の振り返りとしてその重要な点を言語化し，学ぶことができます．患者さんの具体的なエピソードから疾患を学ぶことは認知心理学的にも長期記憶という点でも非常に重要です．つまり，たとえ見学であったとしても上記の枠組みを活用しながら目的をもって見学し，指導医とともに振り返ることは外来診療を学ぶ重要な方略といえるでしょう．

4 外来診療学習モデルの意義

　外来診療学習モデルによる考え方を実際の外来診療研修にどう活かせるか，「患者中心の医療モデル」を例に考えてみましょう．

> **症 例**
>
> 　30歳代男性．
> **主訴**：頭痛
> **現病歴**：生来健康で健診も含めて異常を指摘されたことはない．数日前から頭痛があり，朝起きたときはましであるが，夕方になるとひどくなる．頭全体がズーンと重い感じである．仕事はデスクワークが主で長時間，コンピュータに向かっている．
> **身体所見**：特に異常所見なし．

　一般的に病歴上も，身体所見上も緊張性頭痛と考えられるケースです．ここで適度な運動などを推奨して帰宅してもらうことは医学的には正しいです．しかし，患者さんの「病い」に手を当てられていない可能性が十分にあることに気づけるでしょうか？ もし，以下の情報が加わったときに「患者中心の医療モデル」という視点で考えるとあなたはどのような対応をすべきでしょうか．

・くも膜下出血が心配である
・頭部CTを撮影してほしい

　この場合は患者さんの病いは頭痛を通して示される「重病への不安」の可能性があります．以下の情報が加わったときにはどうでしょう？

・これまでに受診した医師からは「心配ない頭痛」と言われている
・頭痛の原因については説明されたことがない

この場合は患者さんの病いは診断名が告げられていないことによる「診断不確定への不安」の可能性があります．以下の情報が加わったときにはどうでしょう？

・鎮痛薬を常用している
・いつも受診しているクリニックからこれ以上，鎮痛薬は処方できないと言われた

この場合は患者さんの病いは頭痛を通して示される「鎮痛薬への依存」の可能性があります．場合によっては頭痛の背景には家族の問題や職場でのトラブルもあるかもしれません．

医学的には緊張性頭痛であったとしても，患者さんの病いが何であるのかを探求しなくてはこの患者さんの病いは解決しません．医学的に正しくないのに患者さんの気持ちにだけ寄り添うのは誤っていますが，このように医学的に正しいこと＝患者さんの病いの解決ではないことに日常外来ではたびたび遭遇すると意識して外来診療を学んでみてください．

■ 引用文献

1）文部科学省：医学教育モデル・コア・カリキュラム（平成28年度改訂版）．2017
   http://www.mext.go.jp/component/b_menu/shingi/toushin/__icsFiles/afieldfile/2017/06/28/1383961_01.pdf
2）厚生労働省：医師臨床研修ガイドライン −2020年度版−．2019
   https://www.mhlw.go.jp/content/10800000/000496242.pdf
3）日本専門医機構：総合診療専門研修プログラム整備基準．2018
   https://jmsb.or.jp/sogo-dl/comprehensive_part180518rev2.pdf
4）Stott NC & Davis RH：The exceptional potential in each primary care consultation. J R Coll Gen Pract, 29：201-205, 1979
5）「Patient-Centered Medicine：Transforming the Clinical Method」（Stewart M, et al, eds）, SAGE Publishing, 1995
6）「The Inner Consultation：How to Develop an Effective and Intuitive Consulting Style」（Neighbour R, ed）, MTP Press, 1987
7）Engel GL：The need for a new medical model：a challenge for biomedicine. Science, 196：129-136, 1977
8）「The Medical Interview：The Three Function Approach with STUDENT CONSULT THIRD EDITION」（Cole SA, et al, eds）, Saunders, 2013
9）Baird MA & Doherty WJ：Risks and benefits of a family systems approach to medical care. Fam Med, 22：396-403, 1990

高村昭輝（Akiteru Takamura）
金沢医科大学医学部 医学教育学講座
外来は何年経ってもなかなかうまくいきません．一生学びつづける大きな課題といえます．ぜひ，いろんな医師の外来を見学して自分のものにしていってください．

【コラム】

はじめて外来診療をする医師へ
（看護師の立場から）

居安綾子

① 外来診療は医師と患者さんの個性があふれ，「その人らしさ」が出る！

② 「どうして，外来受診をしようと思ったのか」この理由をつかもう！

③ チームワークをフル稼働して患者ニーズを引き出そう！

はじめに

　外来診療は得意ですか？ 今日はどんな患者さんが来るのかな？ とワクワクしますか？ いやいや，めんどくさいなあ，入院患者さんが気になるなあ，っていう先生もいますよね．

　看護師や事務スタッフが診察室についていることもありますが，たいてい医師は患者さんと1対1で診察するので，診察の展開は医師に任されています．医師はほかの医師の外来を見る機会は多くないと思いますが，看護師はそれぞれの医師の外来の雰囲気を知っています．外来は出会いの場であり，患者さん・医師の人間性がぶつかる場でもあります．外来診療は医師と患者さんの個性があふれる場だからこそ，「その人らしさ」が出るのです．

1　まずは患者になってみよう

　あなたは2年目の研修医です．今は小児科をローテートしています．

　今朝起きると奥歯が痛くて，頭痛もします．とても仕事に行けそうにありません．

　とりあえず，近くの歯科医院を受診しました．このとき，待ち時間にどんなことを考えますか？

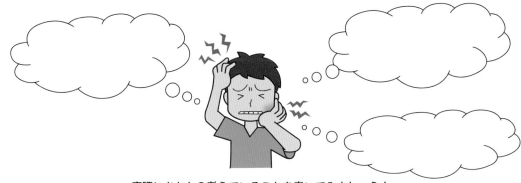

実際にあなたの考えていることを書いてみましょう！

「さっきアセトアミノフェン飲んだけど，頭が痛い．ガンガンする」

「明日，カンファレンス当番だった．症例のプレゼン準備しないとなあ」

「虫歯？ 親知らずかな．こんなことで休むなんて情けない」

「ちょっとトイレ行きたいけど，もう呼ばれるかなあ」

「今日だけで治療が終わるかな．何度も来なさいと言われてもなかなか休めないな」

　痛みやしんどさといった身体症状だけではなく，休むことでの仕事への影響，情けない，周りにどう思われるかといった感情，どれくらい待たされるか，今日だけで治療が終わってほしい，という期待や要望など，多岐にわたることでしょう[1]．

　今，あなたが考えたことを，毎日の外来患者さんは考えているのです．初診の方なら，なおさらでしょう．

2 外来診療に影響する日本の特徴的な医療制度

1) 国民皆保険

　国民皆保険によって，必要な医療を平等に受けることが可能になったとされ，日本を世界でもトップクラスの長寿の国にしてきた制度ともいえます．一方で，経済的に受診しやすい日本の保険制度が重複受診，過剰医療，予防の軽視という傾向を生み出しています[2]．また，外来患者数は多いうえに患者さんから薬や検査を要求されることもあり，医学的には必ずしも必要ではない薬が出され，必ずしも必要でない検査が実施されて，日本の医療費の増大をまねいています．患者満足度とのバランスが肝要です．

2) フリーアクセス

　500床以上の病院への受診は紹介状が必要であるものの，依然として大病院志向や専門医志向が強く[2]，研修医に診察されることを嫌がる患者さんもいるでしょう．病院・診療所の規模にかかわらず，患者さんが自由に病院を選んで受診するので「軽症者にみえる重症者」「重症者にみえる軽症者」が混在し，外来業務は煩雑になりがちです（図）．

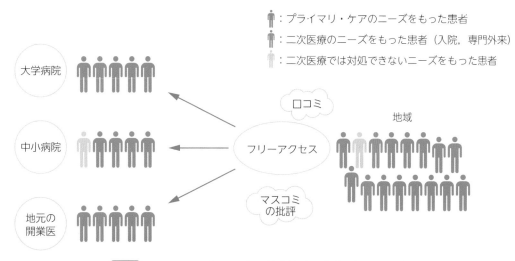

：プライマリ・ケアのニーズをもった患者
：二次医療のニーズをもった患者（入院，専門外来）
：二次医療では対処できないニーズをもった患者

大学病院

中小病院

地元の
開業医

口コミ

フリーアクセス

マスコミ
の批評

地域

図 フリーアクセスにより外来診療に混在するニーズ
文献3より作成.

3 忙しい外来診察でのポイント

1) "3時間待ちの3分診療"?

　…なんてことも言われますが，患者さんは診察時間が短いから不満があるのでしょうか？ 厚生労働省の「平成29年受療行動調査（概数）の概況」によれば，外来の待ち時間において7割の方は1時間未満でした．一方，診察時間は，というと「5分未満」が約3割，「5〜10分」が約4割という結果です．確かに，待ち時間に対して診察時間が短い結果になっています[4]．

　ただ診察時間が長ければ良いというものでもありません．診察時間が長くなれば，当然次の患者さんの待ち時間が長くなるのですから，いかに患者さんのニーズを効率よくとらえ対処するかが外来診療のキモになります．

2) 外来受診までには葛藤がある

　外来診療に来るまでの期間，という調査結果もあります．約2割の人が自覚症状を感じてから1週間〜1カ月の期間を経て外来受診をしています．その理由のうち過半数は「様子をみようと思った」であり[4]，外来受診をするという決心をするまでに多くの人が，葛藤をもっていることがわかります．患者さんの受療行動を尊重したうえで「どうして，外来受診をしようと思ったのか」この理由をつかむことが診療の納得感につながる第一歩です．

3) 診療の納得感がその後の満足感に

　外来にはいろいろなニーズをもった人が来ます．要望を言葉に出してくださる人もいますが，何も言わない人もいます．本人以外の家族や周囲の人の意見に従って受診する人もいます．

＜10月中旬の午前中の外来です＞

15歳男性Aさん. 朝から37.5℃の発熱, 頭痛, 透明な鼻水があり1人で来院.

所見：咽頭発赤あり, 下顎リンパ節の軽度腫脹, 肺音清明, 呼吸数増加なし.

感冒として一般的な感冒薬と解熱薬を処方しました.

B医師「いわゆる風邪ですね. お薬出しときます」

その後, Aさんの母親からこんな電話がかかってきました.

「なぜインフルエンザの検査をしてくれないのですか！ 息子は受験生なんですよ！」

　　所見からは医師が風邪と診断したことに矛盾はなさそうですが, 外来診療では特に医学的な判断だけではなく, **心理・社会的背景が強く影響して患者さんの満足度につながって**いきます. 満足度が低ければ, 別の医療機関を再受診する方もいます.

　　外来診療でポイントになるのは, 現状の説明と, **今後の見通しをお伝えすることです.**「後医は名医」という言葉があるように, 外来診療のその場で判断がつくことばかりではありません. このケースでは, 例えば「明日も熱が下がらないようであれば検査も考えましょう」とお伝えしていたら, 結果は違っていたかもしれません. **今後への継続性を示すこと**で, 患者さんは見通しをもって疾患と向き合えるのです.

　　もちろん実際の外来業務ではわれわれ看護師や事務スタッフが「希望する検査はありますか」などと診療前に聞いて, こうしたすれ違いを減らそうとしています. 短い時間で診察することを求められる日本の外来診療では, **チームワークをフル稼働して患者ニーズを引き出すことが重要です.**

4) 外来をうまく「まわす」には

　　日本の外来診療はとにかく忙しいです. 外来診療と決められた時間に, 患者さんがどんどんやってきて, 外来を「まわす」ことを求められる場面も多いでしょう. 診察前に必要な情報収集をしておいたり, 検査結果を待つ間に別の患者さんを診療したりするなど,「要領がいい」ほうが外来がスムーズに進みます. また研修医として「自分がやらねば」にとらわれず, 診察に必要なことを細分化して, **ほかの職種に頼めることはどんどん頼みましょう.** われわれは「先生がどう考えているのか」を常に気にかけています. 以心伝心で先生の心が読めたらいいですが, そんな素敵な間柄とも限りませんので, 依頼は具体的に指示してもらえると引き受けやすいのです. さらに並行して業務を進めるために,「医師である自分は何をするつもりで, どれくらいの時間がかかる見込みだ」と**看護師やほかのスタッフにきちんと伝えることも重要です.**

> **事例2**
>
> 医　師：C病院に紹介するからBさんの予約とってください．
>
> 看護師：はーい．（急ぐのかな？　本人の都合でいいのかな？　紹介状はいつできるのかな？　紹介先の医師は誰かな？　あ，もう次の診療がはじまってるから聞けない！　Bさんをお待たせしちゃう！！）
>
> ↓
>
> 医　師：Bさんを健診精査目的でC病院に紹介します．1カ月以内でD先生の予約をとってください．紹介状は今日中に書くので，Bさんには明日以降で取りに来てもらってください．
>
> 看護師：わかりました！

　医師の動きに合わせて外来業務全体の流れをスムーズにするのが，看護師の仕事でもあります[2]．協力・分業して一緒にスムーズな外来診療を目指しましょう．

4　明日からできること

1）笑顔

　外来は出会いの場であり，患者さん・医師の人間性がぶつかります，と冒頭に申し上げましたが，やはり第一印象は肝心です．**笑顔と挨拶**に尽きます．当たり前のようですが，忙しい外来業務のなかではなかなかできないものです．当直明けかもしれませんし，急変対応直後かもしれません．が，**意識して口角を上げましょう！**

2）相性はあるよ，だって人間だもの

　人間同士なので，相性があって当然です．患者さんから「この医師はやめてほしい」とはなかなか言えないものですが，研修医の立場ではそれ以上に「この患者さんは診たくない」とは言えないでしょう．相性が合わないまま診療を重ねることは，患者ー医師関係を築いていくことのマイナス要因であり，どちらかにストレスがかかります．そこを乗り越えてよい関係をつくることが学びや成長になる場合もありますが，**「もう無理だ」と思うときは看護師に伝えてください**．調整をするのは看護師，得意ですから！

3）おまけ：おしゃれではなく身だしなみを

　若い先生に追伸です．最先端の流行ファッションやおしゃれな髪形は，多くの患者さんに受け入れられるばかりではないですので，ご注意を．おしゃれではなく身だしなみ，です．

おわりに

　われわれ看護師は，毎年，異動の時期になると「今日から新しい先生です，よろしくお
ねがいしますね」と患者さんへご紹介していますが，数カ月後には「今日もあの先生に診
てもらえますか」とご指名が来るようになります．看護師は研修医の成長をうれしく，頼
もしく感じ，見守っています．みんな応援していますよ！

引用文献

1）「Generalist Masters 7 家庭医療のエッセンス」（草場鉄周／編），カイ書林，2012
　　↑家庭医療って何？ から実際の臨床がイメージできる読みやすい1冊です．
2）「プライマリ・ケア看護学 基礎編」（日本プライマリ・ケア連合学会／編），南山堂，2016
　　↑プライマリ・ケアを担う診療所看護師の教科書ともいえる本です．
3）澤 憲明：これからの日本の医療制度と家庭医療 第2章 医療制度における家庭医療の役割．社会保険旬報，2491：
　　22-29，2012
4）厚生労働省：平成29年受療行動調査（概数）の概況．2018
　　https://www.mhlw.go.jp/toukei/saikin/hw/jyuryo/17/index.html

Profile

居安綾子（Ayako Iyasu）

社会医療法人 清風会 岡山家庭医療センター 津山ファミリークリニック
日本プライマリ・ケア連合学会認定 プライマリ・ケア看護師
プライマリ・ケアを担う診療所に勤務してはや10年．患者さんの山
あり谷ありの人生に寄り添いながら外来・訪問診療に携わっていま
す．2児の母として，趣味に仕事に，自分の生活も日々山あり谷あり
です．

【コラム】

外来での薬剤処方で
気をつけたいこと（薬剤師の立場から）

限られた診察時間での処方設計と事前準備

佐藤倫亮

① 処方設計の第一歩として消失経路を意識する

② 腎排泄型薬物は添付文書や日本腎臓病薬物療法学会の減量基準などに従うことを
心がける

③ 肝代謝型薬物に明確な減量基準があるものは少ないが，必要に応じて減量等を考慮
する

④ 処方は診察時がはじまりではなく，事前の必要な薬剤情報を得る準備が鍵を握る

■ はじめに

　　外来診療を行う医師は限られた診察時間に追われ，薬剤の選択に十分な時間をかけられ
ないかと思います．特に研修医の皆さんは，外来診療がはじまり患者さんを目の前にした
とき，実際の薬剤に触れた経験が少ないため用法用量・剤形・使い分けなどを決めかねて
しまうかもしれません．その状態で外来診療を開始すると，診察時間が長引くのはもちろ
ん，薬剤の処方間違いなどを起こし患者さんに不利益を与えてしまうかもしれません．だ
からこそ自分が必要とする薬剤情報を得る手段を事前に準備しておくことが重要となって
くるのです．

　　外来処方で主流となっている院外処方箋には，検査値が記載されていないことが多く，
保険薬局では腎機能・肝機能に対して投与量が適切か確認できません．処方日数も入院中
に比べて長くなるため，この間用量調節されずに薬剤を服用し続けた場合，過剰投与とな
り副作用が発現する可能性が高まります．そこで今回は，外来処方の第一歩として消失経
路を学び，腎機能や肝機能に合わせた処方設計を行えるように準備をしましょう．

● 本症例のポイント

　　この症例の患者さんは今まで腎臓や肝臓が悪いと言われたことはなかったようですが，今回の検査では腎機能が低下しています．今までの内服薬を本人が希望しているからといってDo処方をして本当によいのでしょうか．腎機能の低下をふまえて薬剤の消失経路を考え，薬剤の調整を行うことが重要です．

1 消失経路の基礎知識

　　まずはじめに簡単に薬剤の消失経路をおさらいしておきましょう．薬剤は吸収され体内に分布し，代謝・排泄されることで体内から消失します．その消失経路は，① 腎臓から直接排泄される，② 肝臓で代謝を受け排泄されるまたは胆汁中に排泄される，の2パターンに大きく分類されます．

1) 腎排泄型薬物と肝代謝・胆汁排泄型薬物

❶ 腎排泄型薬物：尿中未変化体排泄率≧60％

　　腎排泄型薬物は腎機能の低下に伴い，血中濃度が上昇し副作用を起こす可能性が高まります．そのため，腎機能に合わせた用法・用量の調節を行い，治療に最適な血中濃度をめざすことが必要です．

❷ 肝代謝・胆汁排泄型薬物：尿中未変化体排泄率≦40％

　　肝代謝・胆汁排泄型薬物は，代謝酵素の阻害・誘導によって血中濃度の上昇や低下がみられるため，併用薬剤に注意が必要です．また，相互作用やChild-Pugh分類によって禁

忌・減量等が呈示されている薬剤もありますが，腎排泄型薬物のように明確な減量基準がある薬剤は少ないため，患者さんの病態に合わせた投与量調節が必要です．

 ここがポイント

　腎排泄型薬物は腎機能に応じて，肝代謝・胆汁排泄型薬物は患者さんの内服薬の種類や病態に応じて用量・用法を調節するべきである！

2）外来診療でよく処方される薬剤の消失経路

　全薬剤の消失経路を覚えることは非常に大変です．**表1**は私が学生時代に腎臓病薬物療法専門薬剤師である恩師から学んだ内容を参考に作成したものです．外来でよく処方される薬剤の消失経路を，薬効ごとに分類してあります．大まかにでも同種・同効薬，重要な薬剤，処方頻度の高い薬剤をまとめて覚えることで効率よく消失経路をイメージすることができます．限られた診察時間では，事前に外来で頻回処方される薬剤の注意点などをまとめ，それを活用することにより，目の前の患者に対して自信をもって薬剤選択を行うことができます．

2 投与設計の行い方 〜腎機能の評価法〜

　はじめに前提条件として，薬剤の投与設計をするにあたっては**添付文書に従った投与量を心がけること**が重要です（抗菌薬等の一部例外もあり）．そのなかで患者ごとに適した薬剤選択を行いましょう．

　本症例では血清Cr 1.1 mg/dL，eGFR 36.7 mL/分/1.73 m^{2}と中等度〜高度の腎機能障害がみられるため，腎排泄型の薬剤は注意が必要ですね．本症例ではジゴキシンやシタグリプチン，リバーロキサバンが投与設計を再考する薬剤に該当します（表1）．では腎機能が悪い方にはどのように投与法を決めればよいのでしょうか？ 私は添付文書の利用は前提として，日本腎臓病薬物療法学会の「腎機能低下時に最も注意の必要な薬剤投与量一覧」[1]や「腎機能別薬剤投与量 POCKET BOOK」[5]などを現場で活用しています．これらは腎排泄にかかわる薬剤をすぐに検索できるため，複数の薬剤をまとめて調べたいときに適しています．

　腎排泄型薬物の減量基準には主にCCr（クレアチニンクリアランス．CG式：Cockcroft–Gault式）やeGFR（推算糸球体濾過量）が用いられます．ここで注意が必要なのは，一般的に慢性腎不全（chronic kidney disease：CKD）の評価に用いられるeGFRと薬物投与設計に用いられるeGFRは別物ということです．外来処方で一般的に使用する薬剤の投与設計には，CKDの評価に用いられる**標準化eGFR（mL/分/1.73m^2）**ではなく**個別eGFR（mL/分）**や**CCr（mL/分）**を使用しましょう（表2，3）．

表1 薬剤の主な消失経路

薬効	消失経路		
	腎	腎・肝	肝
降圧薬	・ACE阻害薬 （活性代謝物が腎排泄. テモカ プリルの活性代謝物は腎排泄 だけでなく胆汁排泄もある）		・Ca拮抗薬 ・β遮断薬 （アテノロールは腎排泄） ・ARB
糖尿病治療薬	・ビグアナイド系 ・DPP-4阻害薬（アログリプチ ン, アナグリプチン, シタグリ プチン, オマリグリプチン, ト レラグリプチン）	・ビルダグリプチン ・サキサグリプチン	・SU薬 ・チアゾリジン系 ・DPP-4阻害薬（左記以外） ・SGLT2阻害薬
脂質異常症治療薬	・フィブラート系		・スタチン系
利尿薬	・ループ ・チアジド系		・K保持性利尿薬 ・バソプレシンV_2受容体 拮抗薬
抗不整脈薬	・Ⅰa群 ・Ⅰc群 ・ジゴキシン		・Ⅰb群 ・Ⅱ群 ・Ⅲ群（ソタロールは腎排泄） ・Ⅳ群
抗凝固薬	・ダビガトラン	・ダビガトラン以外のDOAC （肝代謝型が多いが腎機能 にも特に注意が必要）	・ワルファリン
高尿酸血症治療薬	・アロプリノール （活性代謝物）		・ベンズブロマロン ・プロベネシド ・フェブキソスタット
消化性潰瘍治療薬	・H_2拮抗薬 （ラフチジンは肝代謝）		・PPI ・P-CAB
抗不安薬・抗うつ薬・睡眠薬	・ミルナシプラン ※ ベンラファキシン デュロキセチン ミルタザピン ミダゾラム は肝代謝だが注意		・ほぼすべての抗不安薬・ 抗うつ薬・睡眠薬
抗てんかん薬	・ゾニサミド ・ガバペンチン	・レベチラセタム	・バルプロ酸 ・フェニトイン ・カルバマゼピン
抗菌薬・抗真菌薬	・βラクタム系 （一部セフェムを除く） ・グリコペプチド系 ・オキサゾリジノン系 ・アミノグリコシド系 ・ニューキノロン系 ・リポペプチド系	・ST合剤 （CCr 30 mL/分以下では 減量）	・セフトリアキソン ・セフォペラゾン ・マクロライド系 ・テトラサイクリン系 ・アゾール系抗真菌薬
抗ウイルス薬	・オセルタミビル（活性代謝物） ・ペラミビル ・アシクロビル ・バラシクロビル（活性代謝物）		・バロキサビル

腎：腎排泄型または活性代謝物が腎排泄型の薬剤.
肝：肝代謝型または直接胆汁排泄を受ける薬剤.
腎・肝：消失に腎・肝双方の影響を特に受けやすい薬剤.
添付文書, インタビューフォーム, 文献1〜5を参考に作成.

表2 標準化eGFRと個別eGFR・CCrの比較

	単位	役割	特徴	欠点	外来診察時の使い分け
標準化eGFR	ml／分／1.73 m²	・CKDの分類 ・**体格別用量**の薬物投与設計	・標準的体型（170 cm，63 Kg，体表面積1.73 m²）であると仮定した場合の腎機能である ・抗がん剤などの一部薬剤の投与設計に使用される	標準的体型から離れた患者では正確性が低い	一般的に外来診療で処方する薬剤（固定用量）の投与設計には用いない
血清Crを用いた個別eGFR・CCr（CG式）	mL／分	**固定用量**の薬物投与設計	・一般的な薬剤の投与設計を行う際に用いられる ・標準的成人では正確性が高い	長期臥床患者や筋ジストロフィー患者，筋力が著しく衰えている患者，低アルブミン血症の患者に対して腎機能を高く見積もることがある	普段の外来診察で腎機能に注意が必要な薬剤を処方する際に使用
シスタチンCを用いた個別eGFR・CCr	mL／分	固定用量の薬物投与設計	・早期腎機能障害時は血清Crよりもすぐれたマーカーである ・食事や筋肉量，性差，加齢などの影響を受けにくい	・末期腎機能障害時，甲状腺機能亢進症，ステロイド大量使用時は適さない ・保険上3カ月に1回しか測定できない ・血清Crの測定と比べると検査費用が高い	① 早期の腎機能障害が疑われる患者，② 筋力が著しく衰えている患者などに対して正確な腎機能評価を行う際に使用

文献5〜8を参考に作成.

表3 こんなに違う，標準化eGFRとCCrの計算値例

60歳男性 標準体型 身長170 cm 体重63 kg	35歳男性 アスリート 身長186 cm 体重86 kg	85歳 男性 自立 身長164 cm 体重50 kg	85歳 男性 長期臥床 身長164 cm 体重40 kg
血清Cr 　0.85 mg/dL 標準化eGFR 　71.6 mL／分／1.73m² CCr（CG式） 　79.8 mL／分	血清Cr 　1.3 mg/dL 標準化eGFR 　52.5 mL／分／1.73m² CCr（CG式） 　96.5 mL／分	血清Cr 　1.3 mg/dL 標準化eGFR 　40.7 mL／分／1.73m² CCr（CG式） 　29.4 mL／分	血清Cr 　0.4 mg/dL 標準化eGFR 　147.7 mL／分／1.73m² CCr（CG式） 　76.4 mL／分
・血清Crが基準値内で腎機能は正常である ・標準的な体型であるため標準化eGFRとCCrに乖離はみられない	・標準化eGFRではCKDステージG3a（軽度〜中等度の腎機能障害）に分類されるが，筋肉量が多いため血清Crの値が高くなっている可能性もある ・ほかの検査で問題がなければ実際の腎機能は正常であると考えられる	・血清Crの値が高く実際の腎機能も低下していると考えられる ・標準的体型よりも小さく，標準化eGFRでは腎機能を高く見積もることがあるのでCCrや個別eGFRを用いて投与設計を行う	・長期臥床で筋肉量が極端に少ないため血清Crが低く測定されることがある ・標準化eGFRとCCrに乖離がみられるが実際の腎機能はさらに低い可能性も考えられるので，場合によってはシスタチンCを用いた腎機能の判定を行う

赤：基準値以上，青：基準値以下.

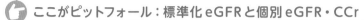

> **ここがピットフォール：標準化eGFRと個別eGFR・CCr**
>
> ・標準化eGFR（mL/分/1.73 m²）は，CKDの評価や，一部抗菌薬や抗がん剤など体格用量で示された薬剤の投与設計に用いる[5]
> 〔例：eGFR（mL/分/1.73 m²）≧60のとき10 mg/kgを投与〕
> ・個別eGFR（mL/分）やCCr（mL/分）は，外来で一般的に使用される固定用量で示された薬剤の投与設計に用いる[5].
> 〔例：成人には30 mgを3回に分けて投与〕
> ・＋α：長期臥床患者や筋ジストロフィー患者，筋力が著しく衰えている患者は，血清Crを使用するeGFR（mL/分）やCCr（mL/分）では見かけ上腎機能が高く評価されることがあるので，シスタチンCを用いた評価法が使われることもある[8].

3 本症例における薬剤の投与設計

　それでは本症例について，表1を参考に薬剤を腎排泄型と肝代謝・胆汁排泄型に分けて投与量を調節していきます．腎排泄が関与する薬剤に関しては添付文書等を参考に個別eGFRやCCrを用いて評価していきましょう．

80歳女性，身長152 cm，体重45 kg，血清Cr 1.1 mg/dL，eGFR 36.7 mL/分/1.73m²

・体表面積（Du Bois式）$= $身長$(cm)^{0.725} \times$体重$(kg)^{0.425} \times 0.007184 = 1.38$ m²

・個別eGFR $=$標準化eGFR$\dfrac{\text{体表面積 (m}^2)}{1.73 \ (m^2)} = 29.3$ mL/分

・CCr（CG式）$= \dfrac{(140-\text{年齢}) \times \text{体重}}{72 \times \text{血清Cr}} \times 0.85$（女性の場合）$= 29.0$ mL/分

　個別eGFRを算出する際，体表面積を求めるのが大変ですが，必要な検査値を入力すれば計算してくれるサイト（日本腎臓病薬物療法学会ホームページ[9] など）やアプリもあります．CCr（CG式）は体重と血清Crを使用する早見表もあるので，診察室に置いておきましょう．

　上記で計算した値をもとに，表4のように処方の変更を検討します．

表4 本症例での薬剤の投与設計

腎排泄型	ジゴキシン 1回0.25 mg 1日1回	腎機能が低下しているため血中濃度が上昇している可能性があります．TDMを行うとともに副作用が出ていないか，血圧測定時の脈拍数とともに確認しましょう（主な副作用は消化器症状・徐脈等）．
	リバーロキサバン 1回15 mg 1日1回	CCr 20〜50 mL/分のとき 10 mg/日に減量を考慮となっています．過量投与による重篤な副作用（消化管出血等）を防ぐためにも 10 mg/日に減量しましょう．
	シタグリプチン 1回50 mg 1日1回	CCr 30 mL/分以下では，通常12.5 mg/日，最大でも 25 mg/日となっています．HbA1cも基準値内であるため減量するか，リナグリプチンなどの肝代謝・胆汁排泄型の薬剤に変更しましょう．
肝代謝・胆汁排泄型	カンデサルタン 1回4 mg 1日1回	受診時の血圧は126/76 mmHgと正常値ですが，可能であれば血圧推移（日内変動，夜間血圧等）を確認したいところです．血圧推移に問題がなければ継続しましょう．
	カルベジロール 1回1.25 mg 1日1回	脈拍56回/分とやや徐脈傾向があり，本薬剤の影響により実際に徐脈になっている可能性もあります．血圧測定時の脈拍数も調査を行い，ジゴキシンのTDMの結果と合わせて減量も考慮しましょう．
	ロスバスタチン 1回5 mg 1日1回	TC・LDL-C値ともに高値です．今後の経過および動脈硬化リスクなどを踏まえて，適宜増量も考慮しましょう．

TDM：therapeutic drug monitoring（治療薬物モニタリング）

■ おわりに

　日本病院薬剤師会では，薬剤師が薬物療法に直接関与し，薬学的患者ケアを実践して患者さんの不利益（副作用，相互作用，治療効果不十分など）を回避あるいは軽減した事例を"プレアボイド"と称して報告を収集しています．2004年〜2015年までに報告があっただけでも5万件以上もの薬が減量となっていますが，その理由の68.7％が過量投与と腎機能低下です[10]．薬剤師が検査値を確認することで，このような患者さんの不利益を未然に防ぐことができます．しかし，2015年の調査では，外来処方箋に検査値を記載している割合は5.1％と低く，保険薬局では，薬剤師が得意とする薬物動態を踏まえた処方箋監査が行えません[11]．だからこそ**外来処方時に消失経路を意識した処方設計を行うことが医師による"薬剤適正使用の第一歩"として必要になってくるのです．**

　日本に流通する医療用医薬品（約2万種類）すべてを把握し，使いこなすことはきわめて難しいです．しかし，薬剤の基本的な使い方・用法用量の調節は一度覚えてしまえばそう変わるものではありません．限られた診療時間で適切な薬剤選択を行うために，事前の準備を行い，自分が目的とする情報までのプロセスを薬剤師とともに用意してみませんか？今後は医療機関内の連携向上だけではなく，地域包括ケアシステムによる薬剤師・薬局との連携強化も重要となるでしょう[12]．われわれ薬剤師は先生方の治療を手助けし，薬による有害事象が生じないようこれからも一緒に歩んでいきたいと考えています．

引用文献

1）日本腎臓病薬物療法学会：腎機能低下時に最も注意の必要な薬剤投与量一覧（2019改訂32版）. 2019
   https://www.jsnp.org/docs/JSNP-yakuzai_dosing_32.pdf

2）「違いがわかる！同種・同効薬 改訂第2版」（黒山政一，大谷道輝/編），南江堂，2015

3）「続 違いがわかる！同種・同効薬 改訂第2版」（黒山政一，大谷道輝/編），南江堂，2018

4）「続々 違いがわかる！同種・同効薬」（黒山政一，大谷道輝/編），南江堂，2016

5）「腎機能別薬剤投与量POCKETBOOK 第2版」（秋澤忠男，平田純生/監），じほう，2018

6）Branten AJ, et al：Serum creatinine is a poor marker of GFR in nephrotic syndrome. Nephrol Dial Transplant, 20：707-711, 2005

7）Pucci L, et al：Cystatin C and estimates of renal function：searching for a better measure of kidney function in diabetic patients. Clin Chem, 53：480-488, 2007

8）Laterza OF, et al：Cystatin C：an improved estimator of glomerular filtration rate? Clin Chem, 48：699-707, 2002

9）日本腎臓病薬物療法学会：eGFR・CCrの計算.
   https://jsnp.org/egfr/

10）小林道也，笠原英城：プレアボイド未然回避報告の変遷と傾向 －薬学的ケアを中心に－. 日本病院薬剤師会雑誌, 53：621-628, 2017
   https://www.jshp.or.jp/banner/oldpdf/p53-6.pdf

11）医薬品医療機器総合機構：医薬品・医療機器等安全性情報 No.325. 2015
   https://www.pmda.go.jp/files/000206551.pdf

12）厚生労働省：薬局・薬剤師を取り巻く現状及びビジョン実現に向けた国の取組みについて. 2019
   https://www.mhlw.go.jp/content/11121000/000476071.pdf

Profile

佐藤倫亮（Noriaki Sato）

十勝いけだ地域医療センター 薬剤室（卒後4年目）
プライマリ・ケア認定薬剤師
同年代の研修医・医学生の仲間とともに北海道プライマリ・ケアフォーラムの実行委員を務めております. 地域柄独居の高齢者も多いため，在宅復帰後のアドヒアランス向上をめざし，服用しやすい剤形の選択・服用回数の減少に取り組んでいます. シンプルな処方をめざし処方提案の日々です.

【コラム】

困った患者さんへの対応

鋪野紀好

① 外来診療をするうえでdifficult patientへの対応法修得は必須である！

② difficult patientと感じるのは患者要因だけではない！

③ 要因ごとに適した対処法を実践すべし！

はじめに

　「イライラする」「嫌だ」といった陰性感情を感じてしまう，"困った患者さん"への対応経験はありますか？ このように担当医に強い陰性感情を引き起こす患者さんはdifficult patientと呼ばれます[1]．諸外国における外来診療セッティングでの調査では，difficult patientは外来患者の約15％を占めるとされており[1, 2]，外来診療をするうえで避けては通れない道のりです．

　それでも，良質な患者中心の医療を実現するには，difficult patientへの適切な対応法修得が必要となります．difficult patientがもたらす問題，difficult patientの要因分析とよくある事例の対応方法について学習していきましょう．

1 difficult patientがもたらす問題

　difficult patientは臨床の現場に多くの問題をもたらし，本来の診療目的を阻害してしまいます[2, 3]．difficult patientは，身体症状症（器質的疾患の存在が証明されないにもかかわらず，さまざまな身体症状を慢性的に訴える疾患）を呈したり，過度な説明・検査・治療を要求したりすることにより，担当医に疲労・ストレス・燃え尽きを生じさせ，診療に対する満足度を著しく低下させることが知られています[4]．

一方，患者側においても，診療満足度が低いだけではなく，症状が悪化したと感じやすく，医療機関への受診回数が増加する傾向があり[5, 6]，頻回な受診により医療コストが増大してしまいます．

　また，difficult patientは診断エラーを招きやすく，特に複雑性が高い症例ほどその傾向が強くなることがわかっています[7, 8]．診断推論のプロセスの1つに，直感的思考を用いるsystem 1と分析的思考を用いるsystem 2を組み合わせたdual process theoryを用いる方法がありますが，陰性感情を抱いた場合，分析的思考がシャットアウトされ，直感的思考に依存した診断推論に頼ることになり，診断エラーが惹起されることが推察されます．このように，difficult patientは医師への影響のみならず，**患者本人や医療経済にも大きな不利益を与えてしまいます**．

2 difficult patientの要因分析

　difficult patientの要因には**患者要因，医師要因，状況要因**があり[6]，**決して患者さんだけの問題ではない**ことが強調されています[9]．また，difficult patientへの対応には，陰性感情を感じる要因を客観的に分析することが重要になります[10, 11]．図にdifficult patientの要因（患者要因，医師要因，状況要因）をまとめます．

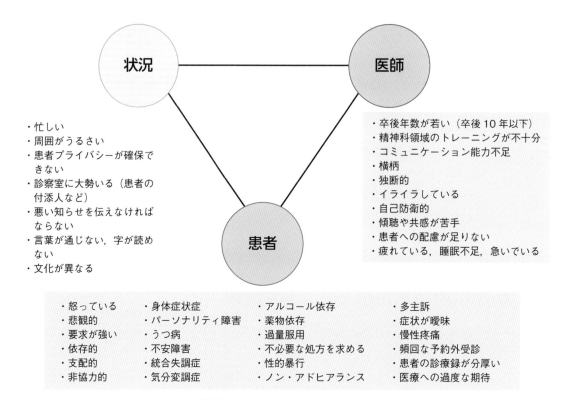

図 difficult patientの要因

③ difficult patient の対応方法

　　今回は，外来でよく出会うdifficult patientの患者要因ごとの対応方法について紹介をしていきます．

1）怒っている患者さん

　　difficult patientと言えば，まず思い浮かぶのが"怒っている患者さん"だと思います．やってしまいがちな対応として，相手の怒りを無視して診療を進めてしまう，「まあまあ落ち着いて」などとなだめる，「そんなことを言われる筋合いはない！」などと怒りで返す，といったことがあげられます．しかしながら，これらの対応では相手の感情を逆撫でし，火に油を注ぎ大炎上してしまう恐れがあります．

　　好ましい対処としては，**患者さんの感情変化をすばやく察知し，怒りの原因を特定する**ことです（表1）．頻度の高い怒りの原因をおさえておけば，良好な患者―医師関係を構築しやすくなります（表2）．なかでもよくある理由は，外来の待ち時間が長いということでしょう．その理由があらかじめ予測できているならば，診察室のドアを自分から開けて患者さんを招き入れ，誰よりもはじめに「たいへんお待たせしてしまい申し訳ありませんでした」と謝罪しましょう．例え患者さんを待たせた原因が自分でないにしても，医療スタッフを代表して伝える気持ちになりましょう．

表1　怒っている患者さんに対する医療者の行動

推奨される行動	避けるべき行動
・怒りに対する自らの反応を省察する（感情の認識） ・深呼吸する（いったん冷静になる） ・怒りの原因を突き止める（あらかじめ考えられる怒りの要因を予想する） ・患者の感情を正当化し，理解したことを伝える（共感） ・患者の視点を引き出し，協力できることを明確にする ・患者の怒りが妥当であれば，謝罪する ・改善策を提案する ・対処が困難であれば，PHSを鳴らす/鳴らしてもらうなど，いったんその場から離れる	・怒りを無視する ・なだめる ・怒りで返す ・怒りの原因を十分に同定せず，早まって患者の感情を正当化する

表2　患者さんの怒りの要因

・診察の順番が回ってこない
・医療スタッフとの問題
・病気や費用に対する怒り
・紹介先でのトラブル
・処置や薬物治療による予期せぬ副作用
・医師が治療を押し付ける
・医療サービスとは関係のない問題（仕事や家族関係の衝突など）

患者さんが入室したらすみやかに**自分も患者さんも椅子に座る状況**をつくりましょう．患者さんを立たせているにもかかわらず，自分が座っているという状況は避けましょう．医療者が見下ろされる体勢にあると，より患者さんから高圧的な印象を受けてしまいます．また，患者さんも立っている状態から椅子に座ると，怒りのゲージも一段下がります．そのため，入室時の早い段階で「どうぞお座りください」と促すこともポイントです．

患者さんに対して自分がイライラしているのであれば，**深呼吸**をしていったん冷静になることも重要です．アンガーマネジメントでは自分の**怒りのピークは6秒以内**とされており，その間に衝動的な行動を起こさず，じっと冷静になることが大切です．

その後，患者さんの**怒りの感情を正当化**し，その感情を理解したことを伝えます．これを「共感」といいます．医療者に問題があればそれを認め，態度を改め謝罪しましょう．そうでないときも理解を示し，衝突を避けることが重要です．患者さんの視点に立って，医療者が協力できることを明確にし，改善策を提案できるよう心掛けます．ただし，明らかに理不尽で暴力的な患者さんに対しては自分やスタッフを守ることを考慮し，その場から離れることも必要です．

2) 話の長い患者さん

患者さんの話が長いときはついつい時間を気にしてしまいがちです．しかし，せかせかと急いでいる感じに対して，患者さんも陰性感情を抱くことがあり，できればそれを表出しないことが重要です．時間に限りがある場合は，あらかじめ**「今回は〇〇時までしか十分に時間をとることができません」**と伝えることもよいでしょう．

相槌も意識するようにしましょう．同じパターンの相槌をくり返すと，オウム返しに聞こえてしまって，「この先生は，本当に話を聞いてくれているのかな？」と思われる可能性があります．相槌も，「そうですか」「ふむふむ」「そうだったんですね」など，いろいろな種類を用意しておくと効果的です．

また，**言語調整動作**を使いこなすことも重要です．言語調整動作とは，相手の発言を促進したり，逆に止めたりするための動作の総称のことです．具体的には，以下のようなものがあげられます．

- 椅子の向きを変えて患者さんの顔を覗き込む，患者さんの目をじっと見つめる：
  「ちょっと待って」というサインを送ります．
- うなずきを上手にはさむ：
  アイコンタクトを保ちつつ，首を縦に振ったりする
- 小さな動作から徐々にシグナルを送る：
  瞬きを増やす，体を何回か揺らす

さらに，以下のような言葉でも，相手の発言をある程度コントロールすることができます．

・相手の言い分を認めたうえで発言権を自分に移す（受け継ぎの法則）：
「あなたのおっしゃることはよくわかりました．それについてですが…」
・主訴を整理する：
「そうすると，主に3つのお悩みがあるのですね」
「お話しされたことをまとめてみましょうか」

● 受け継ぎの法則を使いこなす

2者の対話の場面では，上位の者は下位の者から会話の発言権を奪いやすく，逆に下位から上位は会話の発言権を奪いにくいとされます．一度話すと話が途切れない患者さんの場合，なかなか話が途切れず診療が進まなくなってしまうことがあります．これを無理なく，かつ患者さんを不快にさせず会話の発言権を自分へ移す手法を受け継ぎの法則といいます．受け継ぎの法則を利用するタイミングは，相手が息継ぎをしたとき，持参資料や検査データなどほかに目線をそらしたときが効果的です．このときには唐突に話を変えるのではなく，これまでの会話を要約する，患者さんが困っていることに理解を示すなど，これまで患者さんの発言をしっかりと聞いていたことを言葉で示すようにします．

● 適応的無意識を駆使する

適応的無意識とは，一瞬のうちに状況や目の前の人を判断する力のことです．2秒で相手をとっさに判断し，患者さんの話に共感，患者さんの話を整理するスキルです．

4 陰性感情をコントロールするスキルを獲得するために

陰性感情を抱かないということは難しいですが，それをコントロールするためのスキルはあります．今回は主に，CALMER Approachを紹介します．陰性感情を抱いた場合，以下に沿って診察と振り返りを行うというものです[12]．

Catalyst for change（行動変容を起こすための助言をする）
Alter thoughts to change feelings（陰性感情の理由を考察し，診察への影響を考える）
Listen and the make a diagnosis（イライラしたときこそじっくり話を聞く）
Make an agreement（ちょっとしたことでも同意をする）
Education and follow-up（次の診察までの目標を立てる）
Reach out and discuss feelings（同僚とシェアする）

これらの方法以外にも，「メタ認知」，「マインドフルネス」，「アンガーマネジメント」といったスキルを修得することが，陰性感情のコントロールに有効です．

おわりに

difficult patientに遭遇した場合は，CALMER Approachにもあるように，**同僚とシェアすることも重要です**．他者と話すことで，ストレスが軽減されますし，どのように対応すればよかったのか省察したり，同僚からよいアドバイスが得られるかもしれません．また，difficult patientへの対応を心理的に安全な環境で，効果的・効率的に修得するために，**シミュレーション教育の活用**も有用です[13]．

difficult patientへの適切な対処法を実践し，良質な患者中心の医療を提供できるスキルを研鑽してください！

※本稿はレジデントノート2018年1月号「日常診療のズバリ基本講座：Difficult Patientに対応しよう！ 怒っている患者を理解する」（鋪野紀好，生坂政臣/著）をもとに改編・加筆したものです．

引用文献

1）Groves JE：Taking care of the hateful patient. N Engl J Med, 298：883-887, 1978
2）Jackson JL & Kroenke K：Difficult patient encounters in the ambulatory clinic：clinical predictors and outcomes. Arch Intern Med, 159：1069-1075, 1999
3）Hull SK & Broquet K：How to manage difficult patient encounters. Fam Pract Manag, 14：30-34, 2007
4）An PG, et al：Burden of difficult encounters in primary care：data from the minimizing error, maximizing outcomes study. Arch Intern Med, 169：410-414, 2009
5）Hahn SR：Physical symptoms and physician-experienced difficulty in the physician-patient relationship. Ann Intern Med, 134：897-904, 2001
6）Haas LJ, et al：Management of the difficult patient. Am Fam Physician, 72：2063-2068, 2005
7）Schmidt HG, et al：Do patients' disruptive behaviours influence the accuracy of a doctor's diagnosis? A randomised experiment. BMJ Qual Saf, 26：19-23, 2017
8）Mamede S, et al：Why patients' disruptive behaviours impair diagnostic reasoning：a randomised experiment. BMJ Qual Saf, 26：13-18, 2017
9）Hinchey SA & Jackson JL：A cohort study assessing difficult patient encounters in a walk-in primary care clinic, predictors and outcomes. J Gen Intern Med, 26：588-594, 2011
10）Steinmetz D & Tabenkin H：The 'difficult patient' as perceived by family physicians. Fam Pract, 18：495-500, 2001
11）Smith RC, et al：Primary care clinicians treat patients with medically unexplained symptoms：a randomized controlled trial. J Gen Intern Med, 21：671-677, 2006
12）Cannarella Lorenzetti R, et al：Managing difficult encounters：understanding physician, patient, and situational factors. Am Fam Physician, 87：419-425, 2013
13）Shikino K, et al：Usefulness of a short training seminar on how to handle difficult patients in simulated education. Adv Med Educ Pract, 10：483-491, 2019

■ 参考文献・もっと学びたい人のために

1）「困ったときに役立つ医療面接法ガイド―困難な医師−患者関係に対処するコツ」（Platt FW & Gordon GH／著, 津田 司／監訳）, メディカル・サイエンス・インターナショナル, 2001
　↑difficult patientへの対応を学ぶのであればこの教科書をオススメします. シチュエーション別にまとまっており, 非常に読みやすい1冊です.

2）「新版 医師のためのパフォーマンス学入門」（佐藤綾子／著）, 日経メディカル開発, 2018
　↑メディカルパフォーマンス学に関する書籍です. difficult patient対応に応用できるスキルがわかりやすく述べられています.

Profile

鋪野紀好（Kiyoshi Shikino）

千葉大学大学院医学研究院 診断推論学／医学部附属病院 総合診療科
生坂政臣先生から教わった診断推論スキルとハーバード大学の関連病院であるマサチューセッツ総合病院のHealth Professions Education修士課程で学んだ教育スキルで, ジェネラルマインドを有する医師育成が自分の使命と考えています.

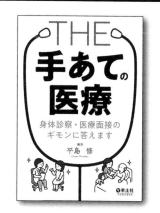

【コラム】
院内・院外への患者紹介

吉本清巳

① 紹介状は紹介目的をはっきりと書く
② 院内紹介は相手に伝わるショートプレゼンテーションを
③ 自院・自科での経過やアセスメントをしっかりと伝える

はじめに

　　2020年から，初期臨床研修に外来診療研修が導入されます．医療現場では，いろいろな場面で紹介状を記載することがありますが，今回は外来研修中に初期研修医が書く機会の多い，院内紹介と初診紹介患者の返書についてそのポイントを紹介します．

1 院内への患者紹介

　　院内への紹介は，緊急の場合とはじめから予定されている場合があります．

1) 緊急の院内紹介

　　院内専門科への緊急の患者紹介は，ショートプレゼンテーション[1] そのものです．外来，入院にかかわらず，まずは電話連絡を行い，紹介したい問題点，定期の治療内容，既往歴，患者背景などを1〜2分以内でわかりやすく伝えないといけません．

> **症例1**
>
> 50歳代男性．腹痛で総合内科を受診しCTでfree airあり，消化器外科に紹介する．

電話では，紹介目的を先にはっきり伝えたうえで経過を報告します．

「55歳の男性が朝から腹痛があって来られて…」と話しはじめるのではなく，「55歳の男性で消化管穿孔が疑われ，手術が必要と思われる患者さんについてコンサルトしたいのですが…」と一番頼みたい内容を冒頭で伝えてから，経過を話すようにします．その後，患者背景，必要な経過，検査結果などを，わかりやすくまとめてプレゼンします．院内紹介状も並行して記載し，依頼内容がはっきりわかるようにします．

#1　消化管穿孔の疑い　手術適応についてご高診お願いいたします．
#2　関節リウマチ
　　いつも大変お世話になりありがとうございます．
　　#2で○○整形外科医院かかりつけの患者様で，生物学的製剤を使用中です．今朝からの強い腹痛を認め当科を受診されました．腹部造影CTを施行しましたところfree airを認め，消化管穿孔が疑われます．採血検査では炎症反応は陰性でした．お忙しいところ大変恐縮ですが，#1につきましてご高診をお願いいたします．

院内の緊急のコンサルトは**ショートプレゼンテーションのよい学びの場**です．常に「**深夜2時に電話で紹介する**」つもりで，大事なポイントを短時間で伝えるようにします．

2）予定されている院内紹介の場合

外来で検査を進めていくうちに診断がつき，専門科へ紹介する場合があります．その際は，**自科での経過を記載**し，**紹介目的をはっきりと記載**します．患者さんへの説明内容，**患者背景**なども記載します．

症例2

30歳代女性．不明熱で総合内科を受診したところ子宮頸がんが判明し，産婦人科に紹介する．

#1　子宮頸がんの疑い　#2　不明熱　　#3　うつ病
　　いつも大変お世話になりありがとうございます．
　　#2の精査のために当科を紹介受診された患者様です．#3で精神科通院中です．3カ月前からの微熱と軽度の炎症反応上昇を認め，原因精査のため当科を紹介受診されました．同時期から軽度の不正出血を認めていたそうです．当科で腹部造影CT検査を施行しましたところ，子宮頸部に腫瘤を認めており，画像的に子宮頸がんが疑われております．患者様には，子宮頸部に腫瘤があり，悪性の可能性もあるため，専門科での精査が必要と説明しています．お忙しいところ大変恐縮ですが，#1につきましてご高診をお願いいたします．

> ## ここがポイント
> ・院内紹介状ではプロブレムリストの1番目に，紹介先の科で診てほしい内容を書きましょう
> ・自科での経過やアセスメントをしっかり記載しましょう

> ## ここがピットフォール
> ・自分の名前と上級医の名前を併記しましょう
> 　初期研修医の場合，自分だけの名前で紹介状を記載することは望ましくありません．先方に初期研修医のみで診療しているという印象を与え，また，先方が自科のスタッフに問い合わせたいときに，問い合わせ先がわからなくなります．なお，上級医の名前を入れる場合は，必ず声をかけてから記載するようにしましょう．院外紹介状でも注意しましょう．
> ・紹介先への誠意をもって紹介しましょう
> 　よく院内紹介で，専門科から「何をしてほしいのかわからない」「必要な情報が不足している」「丸投げのような態度」といった苦情が聞かれます[1]．紹介目的をはっきりと伝え，必要な情報をしっかり揃えて，誠意をもって紹介することが大切です．

2 院外からの紹介への返書

　臨床研修病院規模の外来では，近くのクリニックや病院からまだ診断のついていない病態について紹介され，診察・診断のうえ治療を行い，また近くの医療機関に戻っていただく，というパターンが多いかと思います．**外来研修中には，研修医はこういった紹介の返書を書く機会が多いので，その例をあげて紹介します．**

症例3

　70歳代男性．
　近医で高血圧の薬を内服している．約1カ月前からの微熱，倦怠感，炎症反応上昇（CRP 7.2 mg/dL）で総合内科に紹介された．
初診時：診察すると，軽度の体重減少と，筋肉痛も自覚している．感染症，悪性腫瘍，膠原病を念頭においた検査が必要と考えられた．
　各種採血，血液培養，胸腹部造影CT検査を予定し，悪性腫瘍精査の内視鏡検査などは，今後予定して行く方針とした．

1）外来での紹介状の返書はいつ書くか

① 最初に受診されたとき
② 検査結果が出て，診断がつき治療方針が決定したとき
③ 治療が終了，または病状が安定したとき

といった場面で書くことが多いです．疾患や病状によってそれぞれの期間が異なりますので一概には言えませんが，多くは①，②の時点でそれぞれ紹介状を書き，②以降に自科で治療を継続して終了した場合や，逆紹介時に③を書きます．**紹介元の先生は返書を心待ちにしています．必ず，適切な時期に返書を書きましょう．**

2）最初に受診されたときの返書

初回は，簡単な見立てと方針を記載して受診報告をします．

#1　微熱
#2　全身倦怠感
#3　炎症反応上昇
#4　高血圧症

いつも大変お世話になりありがとうございます．
ご紹介の□□様が，本日Ｘ月Ｗ日に当科を受診されました．
本日の血液検査でもCRP 6.2 mg/dLと上昇しておりました．
今後，上記につきまして，感染症，膠原病，悪性腫瘍などを念頭に精査を進めていく予定です．
本日，血液検査を施行し，来週胸腹部CT検査を予定しています．
また，結果が出ましたら再度ご連絡させていただきます．
このたびはご紹介ありがとうございました．今後ともよろしくお願いいたします．

その後の検査では血液培養やT-SPOT陰性，膠原病や悪性腫瘍を示唆する所見はありませんでしたが，上腕二頭筋腱の血流亢進を認めたため，リウマチ性多発筋痛症と診断し，治療を開始しました．治療方針も決まり，返書を書く必要があります．

3）検査結果が出て，診断がつき治療方針が決定したときの返書

治療方針が決まった後の返書では，診察の内容や診断，アセスメント，今後の治療方針を記載します．検査結果をしっかりと添付します．
また，自科で治療を継続するかどうかを明記しておきます．診断がつき他科に通院予定になった場合や，紹介元に戻ってもらう場合はその旨明記します．

#1　リウマチ性多発筋痛症
#2　高血圧症

いつも大変お世話になりありがとうございます．
先日ご紹介いただきました□□様の経過をご報告いたします．
感染症精査のため，初診のＸ月Ｗ日に血液培養，T-SPOTを測定しましたが，陰性でした．膠原病や血管炎を疑い，抗核抗体，ANCA，抗CCP抗体，リウマチ因子等も測定しましたが，陰性でした．

深部感染や悪性腫瘍の精査のため胸腹部造影CT検査を施行しましたが，明らかな異常は指摘されませんでした．

　身体診察では微熱，倦怠感以外に，頸部，上腕，大腿に疼痛を認めておりました．血液検査ではCRPと血沈が上昇しており，関節エコーを施行したところ，上腕二頭筋腱周囲の血流亢進を認め，リウマチ性多発筋痛症が疑われました．

　X月X日再診時より，プレドニゾロン（PSL）1回15 mg 1日1回朝から投与開始したところ，全身倦怠感，四肢の疼痛はすみやかに改善しました．X月Y日に来院時にはCRPは陰性化しておりました．PSLの治療効果からもリウマチ性多発筋痛症に合致する所見と考えます．今後，当科にてPSLを漸減していく予定です．次回はY月Z日に受診予定です．

　貴院で処方いただいている内服薬に関しましては，引き続きの処方をよろしくお願いいたします．

　なお，PSL開始時にプロトンポンプ阻害薬を一緒に開始しており，また今後，骨粗鬆症予防にビスホスホネート製剤の開始を予定しております．当科での検査結果を添付させていただきます．

　このたびは貴重な症例のご紹介ありがとうございました．今後ともよろしくお願いいたします．

【処方】
プレドニゾロン（プレドニン®）1回15 mg　1日1回　朝食後
エソメプラゾール（ネキシウム®）1回20 mg　1日1回　朝食後

　今回は，外来研修を想定しての院内・院外への紹介について解説しました．院外への紹介については，返書の書き方を扱いましたが，クリニックからの診療依頼の紹介状であったり，入院中の転院の紹介状であったり，紹介状を書くシチュエーションはたくさんあります．注意すべきポイントも多くあり，ここには書ききれませんが，本誌の過去の特集などをご覧いただくことをお勧めします．

■ おわりに

　私が医師になって紹介状をはじめて書いたのは，研修医になって数カ月後だったと思います．当時，厳しいと有名な診療科をローテートしており，厳しいと有名な先生がチェックしてくれました．何回も書き直しましたが，今思えば本当に温かい指導だったと思います．

　ショートプレゼンをするのが身についたのは，へき地診療所勤務時代に，都市部の病院の先生に電話で紹介するときでした．当初は考える前に電話をして要点をまとめきれずにプレゼンしてしまっていました．そのうち，電話する前に一息ついて，頭で内容を整理してから電話するようにして，だんだん，ショートプレゼンが上手にできるようになりました．

　紹介状をうまく書くコツですが，日々の紹介状のやりとりのなかで，わかりやすい，上手な紹介状の真似をしていくのがよいと思います．自分の紹介に対して先方から不備を指摘されたら，それが学びのチャンスですので次に活かします．また逆に自分がわかりにく

い紹介状をいただくこともあるので，どこが困ったか覚えておき，自分が紹介するときは同じ過ちをしないようにします．そういった積み重ねで上手な紹介ができるようになっていくと思います．

参考文献

1）「よく出会う18症例で学ぶプレゼンテーションの具体的なポイントとコツ」（天理よろづ相談所病院レジデント／著，江原 淳／編，中川義久，八田 和大／監），三輪書店，2012
　↑プレゼンテーションを学ぶのにお勧めです．

2）村中絵美里，三浦太郎：第1回 院内紹介状の書き方．「日常業務のはじめの一歩！"書類の書き方"講座」，レジデントノート，17：101-104，2015
　↑院内紹介のコンサルテーションについての記事です．

3）中村香代子，三浦太郎：第2回 診療情報提供書の書き方① 治療依頼編．「日常業務のはじめの一歩！"書類の書き方"講座」，レジデントノート，17：579-585，2015
　↑治療を依頼するときの注意点が詳しいです．

4）河合皓太，三浦太郎：第3回 診療情報提供書の書き方② 返書・療養依頼編．「日常業務のはじめの一歩！"書類の書き方"講座」，レジデントノート，17：745-749，2015
　↑返書の書き方のポイントがわかりやすいです．

5）鳥谷部真実，北村 大：もう一度見直したい！ 診療情報提供書の書き方．「なるほどわかった！日常診療のズバリ基本講座」，レジデントノート，15：3349-3354，2014
　↑実際の紹介状の書き方が例に基づき詳しく書いてあります．

6）牧浦倫子：診療情報提供書（紹介状）を書こう〜社会人としての手紙の書き方も押さえよう．「なるほどわかった！日常診療のズバリ基本講座」，レジデントノート，10：175-182，2008
　↑封筒の記載のしかたも書いてあります．

7）齋木啓子：紹介状．「特集 読む書く話す」，治療，98：182-187，2016
　↑海外の文献に基づいての記載で，アセスメントシートの紹介があります．

8）望月 亮：紹介状の書き方 紹介目的と自分の見立て，患者の希望を明確に書く．「増刊 知らなきゃ損する！ Doctor's pearl」，治療，96：592-594，2014
　↑ポイントがまとまっておりわかりやすいです．

9）山田和弘：退院決定から書類作成，退院後の注意点まで．「特集 はじめての入院診療」，レジデントノート，11：555-562，2009
　↑書類作成全般についての解説ですが紹介状についてもわかりやすいです．

10）出木谷寛：診療所への医療情報提供書，返書の書き方．「特集 地域医療の研修と連携のしかた100％教えます」，臨床研修プラクティス，4（1）：42-44，2007
　↑返書を受けとる側の視点から書かれています．

Profile

吉本清巳（Kiyomi Yoshimoto）

奈良県立医科大学 総合医療学教室 講師
2002年に自治医大を卒業し，へき地診療所勤務を経験して，現在大学病院での総合診療，医学教育に携わっています．紹介する側とされる側の両方を経験することができました．当科では2011年から初期臨床研修医の外来診療研修を本格的に行っています．本記事が研修医の皆さんの一助になれば幸いです．

【コラム】

外来でのタイムマネジメント

小田浩之

① 医療の質を担保しながら，それに継続性を持たせるために自分を含めたチームメンバーの業務を最適化する

② 外来でのタイムマネジメントは，タスクを重要度と緊急度の2×2テーブルで分類する

③「重要かつ非緊急」のタスクを整理し，「重要かつ緊急」の事象に備える

はじめに

　「一般外来のタイムマネジメントがうまくいかない．救急外来はこなせるようになってきたと思っていたのに，なぜだろう」と感じる若手医師は多いのではないでしょうか．私は，救急外来業務や病棟業務に比較して，一般外来業務のマネジメントが最も複雑かつ困難と考えています．

　それは，一般外来が①「その場しのぎではない診断を病院の機能（周辺医療機関への紹介も含め）を駆使して解決することが要求されている」だけでなく，② 定期受診の患者さんの受診予定が組まれているなかに，③ 複雑・複合的な紹介患者さんや緊急度や重症度の高い患者さんが入り込み，マルチタスクになりやすい場であるからにほかなりません．

　一般外来診療の特徴を考えてみましょう．

患者さん
・多くの予定通院患者さんのなかに緊急処置・入院対応が必要な患者さんが入り込む
・緊急度の高い患者さんがuncommon presentationで受診することがある
　（例：持続する中等度の頭痛を主訴としたくも膜下出血や持続する微熱での大動脈解離など）

場所

・救急対応に慣れている看護師が配属されているとは限らない

・救急対応機材が限られている

・画像検査までの導線が救急外来に比較して長い

必要な判断

・救急対応が必要な患者のER（あるいは救急病院）への紹介

・入院か通院かの判断

時間制限

・外来終了時間以降の診療は，ERに引き継ぐ

・病床管理：夜間入院に比較し，日中の入院は複数部署からの入院に対するベッド調整が必要

・CT検査など：予定検査が15分単位で組まれており，割り込み検査には調整が必要

　このような特徴をふまえ，タイムマネジメントを行う必要があります．

タイムマネジメントの原則

　　行うべきタスクは，重要度と緊急度の2×2テーブルで4つの事象に分類できます（図）．「重要度も緊急度も高いもの」が増えると外来全体がマルチタスクとなり混乱状態となります．この混乱状態を緩和するためには「重要だけれども緊急性の低いもの」を整理しておくことがポイントです[1]．

1）第1領域「重要かつ緊急」（緊急患者，入院適応患者，他科紹介対応）

❶ 救急初期対応，救急対応ができる場所への移動

　一般外来にショックや気道閉塞，呼吸不全の患者が紛れ込むと救急外来で業務しているとき以上に緊張感が高まります．目前の患者の初療を開始しながらも，外来の器材・マンパワー，その他の外来患者の受診数をみながら，「救急対応ができる場所への移動」を考える必要があるからです．外来での救急初療の時間が長くなるほど通常の外来業務が停滞するので，迅速な判断が必要となります．

❷ 入院適応患者の早期選別

　外来看護師の気がかりなことは，「入院するのかどうか，その判断に至る検査は何か」ということです．入院決定により業務は倍増し，たちどころに多忙となります．入院の可能性の見積もりを適時看護師と共有していく必要があります．これは後述の"逆算力"ともかかわってきます．

❸ 他科・他医療機関への紹介

　その紹介は今日必要か，後日でもよいかの判断が必要となります．

	緊急	緊急でない
重要度 高	**第1領域** **(緊急患者，入院適応患者，他科紹介対応)** 1) 救急初期対応，ERへの紹介 ・ショック ・気道閉塞，呼吸不全 2) 入院適応患者の早期選別 ・ERへ紹介するほどではないバイタルサイン異常 ・軽度の意識障害 ・食事摂取ができない ・自宅生活が困難なADL低下 3) 他科・他医療機関への紹介 4) 上級医への相談	**第2領域 (マネジメント)** 1) 救急部との連携 ・重症患者の受け入れ連携 2) 看護師・病床管理との連携 ・バイタルサイン異常患者の検出と報告 ・情報共有：入院の可能性報告，入院までの検査・コンサル予定 ・入院ベッドの種類：一般か救急か 3) 放射線部との連携 ・診断・入院判断に関連する場合の検査対応 4) 上級医への相談
重要度 低	**第3領域** **(当日こなさなければならない業務)** 1) 予定患者の診療 ・高血圧，糖尿病，入院後のフォローなど 2) 外来初診患者の診療	**第4領域** **(こなさなければならない業務)** 1) 翌日以降に必要な書類作成 ・診断書，紹介状，介護意見書など 2) 定期外来患者の処方

図 2×2テーブルで考える，外来でのタイムマネジメント

❹ 上級医への相談

　一般外来診療に慣れていない間は，適時上級医に相談する必要があります．上級医も多忙ななかで外来指導を行っているので，相談のタイミングを決めて共有しておくとよいでしょう．

2) 第2領域「重要かつ非緊急」(マネジメント)

　第1領域の「重要かつ緊急」な状態に備える必要があります．

❶ 一般外来の守備範囲を知る

　「外来のマンパワーや設備では対応できない」「外来機能が停止する」と判断した際には，院内での救急対応可能な場所への移動を行います．また，院内に対応できる設備がない場合には，初療を行いつつ転院の手配を行う必要があり，各部門の連携を確認しておきましょう．

　他科・他医療機関への紹介は，紹介先の施設規模，何科の専門医が常駐するのか，どのような紹介の選択肢があるのか，紹介を受け付けていない曜日がないかを把握しておく必要があります．

❷ 逆算力を身につける (特に入院の可能性が高いと判断したときに)

　入院の可能性が高いと見積もった患者さんは，何時ごろに病床に上がれるかを想定しましょう．それまでに何が必要で，それぞれにどのくらい時間がかかるのかを考え，早めに看護師と連携をとります．そうすると，看護師の検査結果のキャッチアップと医師への報告は早くなり，隙間時間に入院の準備を進めていくことができます．

　　救急部門へ紹介するほどではないバイタルサインの異常であったり，軽度の意識障害，食事摂取ができない，自宅生活が困難となるようなADL低下は，検査に異常があろうがなかろうが入院になる可能性が高いです．そのため，自施設で検査ができる場合は，入院を見据えた検査プランを立て早めにオーダーを行います．一般採血・尿検査結果確認に1時間，追加でCTを撮るとなると患者・家族説明や検査枠確保も含め1時間の追加時間が必要です．電解質，肝機能，腎機能，尿検査のオーダーを行った後に詳細な病歴・身体診察を行います．

3）第3領域「重要度は高くないが，緊急」（当日こなさなければならない業務）

❶ 予定患者の診療（高血圧，糖尿病，退院後のフォローなど）

　　10〜15分を目安に，以下のタスクを行います．

・検査計画や結果の説明

・慢性疾患患者の行動変容の確認とフィードバック

　　（食事，運動，血圧記録，禁煙など）

・positive BATHE法を使用しての会話

　　定期外来での会話は，困りごとやうまくいかない行動変容などnegativeな会話になりがちです．positive BATHE法[2]を用い，positiveな面に焦点をあて会話することで，その患者さんの価値基準，喜びの基準を垣間見ることができます．

　　　・Best：一番よかったことは何ですか？
　　　・Account/Affect：そのことを詳しく教えてください．
　　　・Thankfulness：そのことについてありがたいと思うことは何ですか？
　　　・Happen：どうしたらそのよいことは増えると思いますか？
　　　・Empathy/Empowerment：よかったですね，それでいいと思いますよ．

　　医師による承認や勇気づけは患者—医師関係をよりよいものにする可能性があります．negativeな感情をもつ人よりもpositiveな感情をもつ人の方が，健康的な取り組みを行うことが多いのです．これらは，慢性疾患治療に取り組む患者の行動変容に，よい方向に作用すると考えます．

・受診間隔の確認

　　1〜2週間：診断，内服開始の導入，行動変容無関心期〜準備期
　　1カ月：内服安定期，行動変容実行期
　　2〜3カ月：内服安定期，行動変容維持期

・ALP・ACPの確認

　　年1回，誕生日の月にALP（advanced life planning）かACP（advanced care planning）について話をしましょう．

・ワクチンチェック（肺炎球菌ワクチン5年ごと，インフルエンザ毎年）を行う

　　（電子カルテ登録か看護師に声かけしてもらうのもよい）

・慢性疾患マネジメント

「慢性疾患・生活習慣病のマネジメントの基本」(pp.2797～2804) を参照.

❷ 外来初診患者の診療

30分を目安に，以下のタスクを行います.

・患者のニーズと不安を把握する

・短時間で傾聴する (BATHE法)[2]

Background：生活面でお変わりはないですか？
Affect：（そのことについて）気分はどうですか？
Trouble：一番困っていることは何ですか？
Handling：どのように対応されていますか？
Empathy：それは大変でしたね，それでいいと思いますよ.

BATHE法を意識しながら会話をくり返していると，「この医師は話を聞いてくれる人である」という信頼を得ることができ，患者さんは真実を語ってくれるようになります. 患者さんは，自分の価値観，心配事に興味をもってくれる医療者の言葉を聞きます. 型を意識することで，短時間で効果的に患者さんの思いを傾聴できるようになります.

・解決する問題の優先順位をつける

・今回の外来で取り組む問題と，次回以降にするものを整理する

・話が長くなる患者さんのコントロールをする

診断については，「外来での臨床推論」(pp.2789～2796) をご参照ください.

4) 第4領域「重要度も，緊急度も（相対的に）低い」（こなさなければならない業務）

❶ 翌日以降に必要な書類作成

診断書，紹介状，介護意見書などの作成を隙間時間にすませておきます. 忘れてしまうと，必要日当日に第1領域「重要かつ緊急」項目になってしまううえ，他職種の業務にも差し障りが出るので，ToDoリストなどで忘れない仕掛けをつくっておきましょう.

❷ 定期外来患者の処方調整

・内服調整

患者さんは高齢化による機能低下，代謝低下により副作用が出やすくなります. また，ライフステージの変化に伴い運動量が低下したり，家族構成の変化も相まって食事の質や量なども変化していきます. 降圧薬によるふらつき，血糖降下薬の効きすぎがないか，スタチンでの心血管イベント予防をいつまで行うかなどをときどき考えます. 患者さんはもともと内服していた薬剤の副作用が緩徐に顕在化してくることに気づけないので，担当医から積極的にインタビューする必要があります.

・ポリファーマシーコントロール

　　他院からの処方確認を適時行い，重複薬がないか，減量できるものはないかを確認します．

・内服コンプライアンス確認

　　残薬があることを切り出せない患者さんは多いです．患者さんの罪悪感を刺激することなく，「残薬がある」という問題点を共有し，それはなぜ生じているのかを確認します．これにより，薬剤副作用，分包化の潜在的ニーズの発見につながります．

　　これらを，毎回あるいは担当医のみで行うのは困難ですので，患者さんにより行うときを決めて看護師，薬剤師と連携して行いましょう．

おわりに

　　タイムマネジメントの改善には，自己観察と振り返りが重要です．自分が何にどれだけ時間を使っているのかをときどき振り返りながら，また，指導医のテクニックを盗みながら，日々改善するしかありません．自分を知り，院内外のリソースを知り，どのように使いこなすことが最も効率がよいかを考えながら，日々工夫をしてほしいと思います．

引用文献

1）「完訳 7つの習慣 人格主義の回復」（スティーブン・R・コヴィー/著，フランクリン・コヴィー・ジャパン/訳），キングベアー出版，2013
2）「The Fifteen Minute Hour：Therapeutic Talk in Primary Care, Fourth Edition 4th Edition」（Stuart MA, et al, eds），Radcliffe Publishing, 2008

Profile

小田浩之（Hiroyuki Oda）

飯塚病院 総合診療科
医師としてかかわるマネジメントの目標は，「医療の質を担保しながら，それに継続性をもたせるために自分を含めたチームメンバーの業務（生活もふくめ）を最適化する」ことであると，私は考えています．アフター5の家庭業務が待っているメンバーもいることにも思いを馳せましょう．経験を積んでも自分からは見えない光景があり，また見えないところで助けてもらっていることを意識し，感謝の思いを心の軸にもちましょう．チームメンバーの声に耳を傾け，多職種の力を借りて，多忙な一般外来を乗り越えてゆきましょう．

患者を診る　地域を診る　まるごと診る

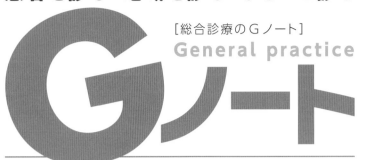

[総合診療のGノート]
General practice

Gノート

- 隔月刊（偶数月1日発行）　■ B5判
- 定価（本体 2,800円＋税）
　※ 2019年発行号の価格は
　　本体2,500円（＋税）となります

発達障害に
気づき，支えるために
必須の知識がわかる！

2019年12月号 (Vol.6 No.8)　最新号

実はあなたの得意分野！
発達障害サポート

編集／市河茂樹

- 初期対応と専門医への紹介 ～発達障害を疑ったら何をする？ どこまで診る？
- 子どものADHDを疑ったら
- ASDの特徴と"育児"支援 ～保護者が感じる育てにくさの受けとめかた
- 発達障害のスクリーニングと早期発見 ～大分県の例を参考に
- 非専門医でもできる発達検査の知識と解釈 ～就学相談を中心に
- 発達障害の支援制度 ～行政・福祉との連携
- 療育の実際と学校における合理的配慮
　「学校に子どものことをわかってもらうにはどうしたらよいのでしょうか…」
- 発達外来を覗いてみよう
- 南房総地域の取り組みと総合診療医の役割
- 成人の発達障害
- 付録：執筆メンバーのおすすめ文献一覧

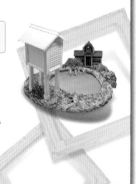

次号予告

2020年2月号
(Vol.7 No.1)

テーマ

高齢者身体診察 これだけは！
～ポイントを福知山でギュッと絞りました～（仮題）

川島篤志／編

Instagramで
ゆるーく編集日記を更新中！
（もちろん雑誌・書籍情報も！）

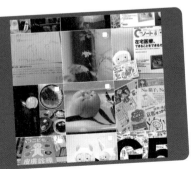

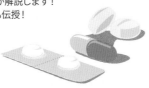
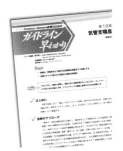
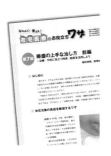
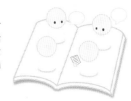
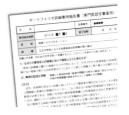

「放射線科研修で，画像診断の楽しさを知ってほしい！」と著者の小黒先生が自施設の研修医に教えてきた内容を元にしたテキストが発行になりました．「画像のどこに所見があるのかわからない」「レポートに何を書いたらいいのでしょうか」…そんな，わからないことだらけの初学者のために，必要最低限の知識を網羅的に解説しています．これを読んだらレポートがしっかり書けるようになります！

今回特別企画として，4回にわたって「7章 血管，血腫」と「特別付録」の内容を全文掲載します．

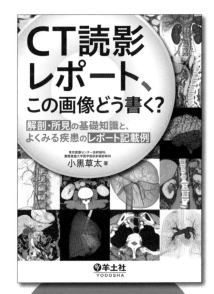

CT読影レポート、
この画像どう書く?
解剖・所見の基礎知識と、よくみる疾患のレポート記載例

小黒草太（東京医療センター 放射線科、慶應義塾大学医学部 放射線診断科）
■定価（3,800円＋税）　■A5判　■238頁　■ISBN978-4-7581-1191-1

CT読影レポートの実例満載！

本書の内容

臓器ごとに、
◆ 「基礎知識」として解剖や読影方法など
◆ 「異常所見」として、各所見の見極め方や、読影レポートの書き方
を具体的に解説していきます！

特別に4回にわたり本書から掲載！今回は第2回（7章中編）です

7章　血管, 血腫

1. 血管 ～②異常所見（大動脈瘤, 大動脈損傷, 上腸間膜動脈の途絶）

 異常所見

② 大動脈瘤

　　大動脈が全周性に拡張し正常径の1.5倍以上に拡張した場合を**紡錘状瘤**, 一部分のみがコブ状に突出した場合を**嚢状瘤**とする（図7-7）. 初学者が紡錘状か嚢状かで悩んでいるところをよく見かけるが, **明確に両者が鑑別できない場合には嚢状瘤として取り扱ってよい**[2]. また, どちらか迷ったときは動脈瘤と書けば十分である. 胸部大動脈は3cm, 腹部大動脈は2cmが正常径であり, 紡錘状の拡張ではそれぞれ4.5cm, 3cmを超えると瘤であると判断する.

　　動脈径を測定する際には, **外膜から外膜までの最大短径を計測する**（図7-8においてaで示している部分）. ただし, 筆者は長径も気になるときには最大短径mm×長径mmのように書いている（図7-8の例でいうとa mm×B mm）. また次回レポート記載時に同じ場所で測定かつ比較する必要があるため, **今回測定した画像をレポートに貼り付ける**とよい.

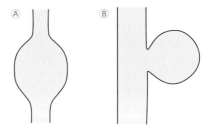

図7-7　紡錘状瘤（Ⓐ）と嚢状瘤（Ⓑ）

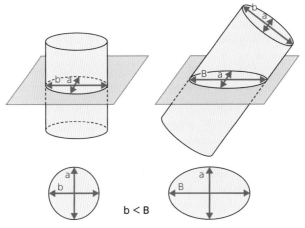

b ＜ B

図7-8　最大短径

a：最大短径，b：長径，B：軸と斜めに交差する面で測定した長径．
円筒の径を測定する場合に，軸と直交する面であれば短径と長径を正
確に測定することができる．しかし大動脈は蛇行しており，直交する
面を正確に捉えるのは困難である．また，軸と斜めに交差する面での
測定では右図中のBのように長径を測定しても意味を成さない．よっ
て，最大短径の測定が基本となる

A）胸部大動脈の拡張

　　胸部大動脈の最大短径が4.5cmを超えると胸部大動脈瘤と考える．病院によっ
て治療適応は多少異なるが，一般的に最大短径6cmを超えると侵襲的治療を考
慮する．CT撮影を依頼した担当医がどのように対処してよいのかわからずに放
置してしまったという事例もあると聞くので，明らかに治療適応となるより少し
早めに**「侵襲的治療の適応について，当該科へご相談ください」などとレポー
トに記載すると**親切である．

レポート記載例　**胸部大動脈瘤**

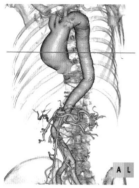

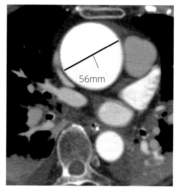

ダイナミックCTから作成した
3D再構成画像

ダイナミックCT動脈相（左の画像の青線
の位置で撮像）

70歳台男性，胸部異常陰影．

所見　上行大動脈は最大短径56mmと紡錘状に拡張しており，大動脈瘤と考えます．
侵襲的治療の適応について当該科へご相談ください．
（両肺下葉にコンソリデーションを認め，誤嚥性肺炎疑いです）

Impression　胸部大動脈瘤．

B) 胸部から腹部に連続する大動脈の拡張

大動脈の拡張が胸部から腹部に連続する場合，胸腹部大動脈瘤とよぶ．

レポート記載例　**胸腹部大動脈瘤**

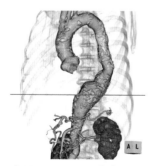

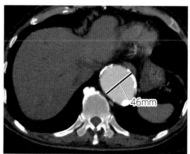

ダイナミックCTから作成した
3D再構成画像

ダイナミックCT動脈相（左の画像の青線の
位置で撮像）

70歳台男性，胸部単純X線写真で下行大動脈瘤疑い．

所見 大動脈は，横隔膜上から腹腔動脈分岐部レベルにかけて紡錘状に拡張しており，最大短径46mmです．胸腹部大動脈瘤と考えます．

Impression 胸腹部大動脈瘤．

C) 腹部大動脈の拡張

腹部大動脈の最大短径が3cmを超えると，腹部大動脈瘤と考える．一般的に径が5cmを超えると侵襲的治療を考慮する[2]．

レポート記載例 腹部大動脈瘤

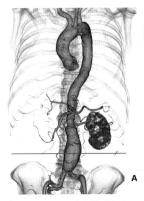

ダイナミックCTから作成した
3D再構成画像

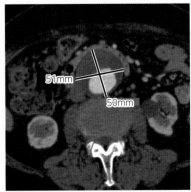

ダイナミックCT動脈相（左の画像の青線の位置で撮像）

80歳台男性，健康診断の超音波検査で腹部大動脈瘤を指摘された．

所見 腹部大動脈は腎動脈分岐下から分岐部直上にかけて紡錘状に拡張しており，最大短径50mm×51mmです．腹部大動脈瘤と考えます．侵襲的治療の適応につき，当該科へご相談ください．

Impression 腹部大動脈瘤．

（その後，腹部大動脈ステントグラフト留置術が施行された）

③ 大動脈瘤破裂 (rupture)

　　大動脈が破裂した患者さんのほとんどは病院に辿り着く前に死亡する[2]．病院
へ到達しCTが撮影された患者さんは，大動脈周囲に存在する臓器や血腫が破裂
部位を覆い腹膜腔への破裂には至っていない状態（sealed ruptureまたはcon-
tained rupture）が多いようである．

memo　スペルが似ているraptureは有頂天という意味である．

レポート記載例　**大動脈瘤破裂**

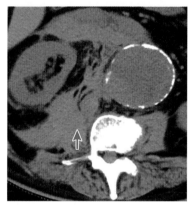 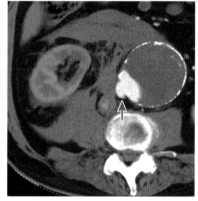

単純CT　　　　　　　　　　　　ダイナミックCT動脈相

70歳台男性，突然の腹痛，血圧低下．

[所見] 腹部大動脈は最大短径5cmと拡大しています．単純CTでは腹部大動脈の右側
に血腫と思われる淡い高吸収域を認め（→），動脈相では造影剤が腹部大動脈の右側
へ突出しており（→），大動脈破裂が示唆されます．

[Impression] 腹部大動脈瘤破裂．

---

memo　**切迫破裂**

　　切迫破裂とは破裂はしていないが今にも破裂しそうな状態のことであり，sealed
ruptureとは異なる．壁在血栓内に三日月状の高吸収領域（crescent sign）があ
れば，動脈壁の全層破綻はないが動脈壁内に新たな血腫が出現していることを意味
しており，切迫破裂（impending rupture，限局した破裂ともよぶ）と診断する．
単純CTで評価することが重要．

④ 外傷性大動脈損傷

外傷性大動脈損傷の好発部は大動脈峡部である.

大動脈峡部損傷

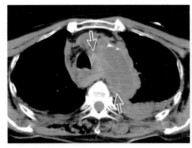 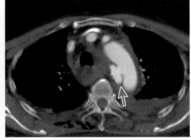

単純CT　　　　　　　　　　　　ダイナミックCT動脈相

40歳台男性,交通外傷,血圧低下.

所見 大動脈弓部周囲に淡い高吸収域を認め（ ➔ ）,血腫と考えます.造影後は大動脈峡部から右側へ造影剤が漏出しており（ ➔ ）,大動脈損傷と考えます.

Impression 大動脈峡部損傷.

⑤ 上腸間膜動脈の途絶

上腸間膜動脈の途絶をみつけたら上腸間膜動脈血栓塞栓症を考える.造影CT上,上腸間膜動脈内部の増強効果が近位部で突然消失するが些細な所見であり,読影時にきちんとチェックしないと見落とすことがあるので注意が必要である（図7-9）.また,小腸壁の増強効果が消失している場合は,腸管虚血を疑う.

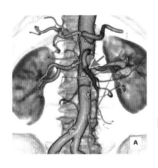

図7-9　上腸間膜動脈血栓塞栓症のイメージ（3D再構成画像）

レポート記載例 　**上腸間膜動脈血栓塞栓症**

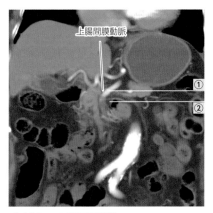

ダイナミックCT冠状断像

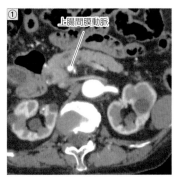
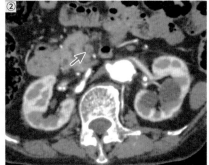

左の画像の①，②の位置で撮像したダイナミックCT水平断像

90歳台女性，心房細動，突然の心窩部痛.

所見 上腸間膜動脈の末梢に造影不良域（ ➡ ）を認め，血栓塞栓症を疑います．小腸の腸管壁の造影増強効果も全体に不良で，腸管壊死の可能性があります．

Impression 上腸間膜動脈血栓塞栓症疑い＋腸管壊死の可能性あり．

7章の参考文献

2）日本循環器学会：循環器病の診断と治療に関するガイドライン（2010年度合同研究班報告）「大動脈瘤・大動脈解離診療ガイドライン（2011年改訂版）」
http://www.j-circ.or.jp/guideline/pdf/JCS2011_takamoto_h.pdf

※本稿は単行本「CT読影レポート、この画像どう書く？」pp.212〜218より転載したものです.

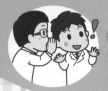

臨床検査専門医がコッソリ教える…

検査のTips!

シリーズ編集／五十嵐 岳（聖マリアンナ医科大学 臨床検査医学講座）

第35回　血尿があるのに尿試験紙では潜血陰性!?

菊池春人

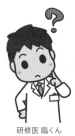

先生，尿沈渣では顕微鏡的血尿を確認できている患者さんなのですが，尿試験紙で確認しても毎回潜血陰性になってしまうんですよ．尿中に赤血球は確実に出ていると思うのですが…一体どうしてなのでしょうか？

研修医 臨くん

それは"還元作用のある薬物"が尿中に存在していたからかもしれないよ．外来で一番よくみられるのはアスコルビン酸（ビタミンC）の服用かな．尿試験紙検査はその他の原因による偽陰性・偽陽性もあるから，今回はそのお話をしていこうか！

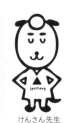

けんさん先生

解 説

● 尿試験紙法における潜血判定のしくみ

尿試験紙には無色の還元型色原体（クロモーゲン）と過酸化物が含まれており，"赤血球中ヘモグロビンのペルオキシダーゼ様作用によって色原体が酸化されて発色する"という原理を用いているんだ．この反応はヘモグロビン単独あるいはミオグロビンでも生じるため，**尿潜血は血尿に限らずヘモグロビン尿，ミオグロビン尿でも陽性**となる．

ここでもし，"還元作用のある物質（還元剤）"が尿中に存在すると，色原体が酸化されない，つまり発色しなくなってしまうわけ（図参照）．このような理由で**"還元作用のある物質による潜血の偽陰性化（偽低値化）"**が生じてしまうんだ．

● 還元作用のある物質とは？

尿中に出現する還元作用のある物質で，濃度，頻度とも多く出現するものの代表物質は**"アスコルビン酸（ビタミンC）"**！アスコルビン酸は，果物はもちろん，ビタミンCを多く含むジュース，お茶などに酸化防止剤として含まれており，みな意識せずに摂取して，しばしば尿中に出現してきているんだ．"外来患者の尿で，一定以上のアスコルビン酸あるいは同等の還元作用をもつ物質が出ている頻度は約4割"というデータが

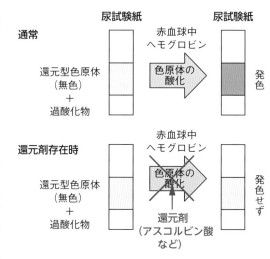

図 尿潜血判定のしくみと還元剤による偽陰性

あるくらい[1]．学校検尿時に"検査前夜から朝にかけて，ビタミンCを多く含むものを摂らないように"という注意があるのはこのためなんだよね．また，尿試験紙法による**ブドウ糖**判定も酸化還元反応を利用しているため，潜血判定と同様に**還元作用のある物質で偽陰性化（偽低値化）**してしまうよ．

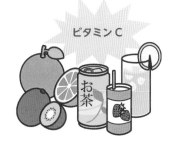

ビタミンC

🔹 尿試験紙検査は意外とデリケート！？

　ご存知のように尿試験紙検査は簡単・迅速に結果が得られる検査なので，外来や病棟でも広く行われているよね．しかし，その簡便さゆえに"意外とデリケートな点"があるんだ．

　例えば，容器から小分けしたために試験紙が変色してしまったことによる誤判定，容器の蓋がきちんと閉められていなかったことにより尿飛沫が容器内に飛んで試験紙汚染…なんて初歩的なミスもあるんだ．なので，みんなが尿試験紙を用いる場合には**"試験紙色調に異常はないか""試験紙容器に乾燥剤はちゃんと入っていたか""容器から試験紙を取り出したら，すぐにきちんと蓋をする"**といったことを確認しないと，誤った検査結果につながることがあるから覚えておいてね！

　上記以外にも**タンパク試験紙には"アルカリ尿による偽陽性，酸性物質混入による偽陰性"**があったりするのだけれど，用いている試験紙の種類によって反応が異なる場合があるので，添付文書をいちど確認してみてね！

今月の
Tips!

尿試験紙検査は迅速・簡便な検査だけれども，正しい扱い方を知らないとさまざまな偽陰性・偽陽性の落とし穴があるよ．使用している試験紙の添付文書を一度確認してみよう！

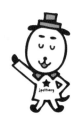

参考文献　　1）菊池春人：【血尿を診る】試験紙法と尿沈渣．腎と透析，72：138-142, 2012

※日本臨床検査医学会では，新専門医制度における基本領域の1つである臨床検査専門医受験に関する相談を受け付けています．
　専攻医（後期研修医）としてはもちろん，非常勤職員や研究生として研修に通うことでも受験資格を得ることができます．
　専攻した場合のキャリアプランならびに研修可能な施設について等，ご相談は以下の相談窓口までお気軽にどうぞ！！
　日本臨床検査医学会 専門医相談・サポートセンター E-mail：support@jslm.org

※連載へのご意見，ご感想がございましたら，ぜひお寄せください！また，「普段検査でこんなことに困っている」
　「このコーナーでこんなことが読みたい」などのご要望も，お聞かせいただけましたら幸いです．rnote@yodosha.co.jp

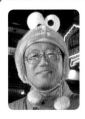

今月のけんさん先生は…
慶應義塾大学医学部 臨床検査医学の菊池春人でした！
臨床検査のなかでも臨床化学，一般検査を特に専門にしています．読者の皆さんが"正しい検査方法から正しい結果"を導き出してくれると嬉しいです．

日本臨床検査医学会・専門医会 広報委員会：
五十嵐 岳，上養義典，尾崎 敬，木村聡，小柴賢洋，高木潤子，田部陽子，千葉泰彦，西川真子，増田亜希子，山本絢子

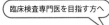

臨床検査専門医を目指す方へ

日本臨床検査医学会
Japanese Society of Laboratory Medicine

日本臨床検査専門医会

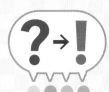

1月号のテーマ
コーヒーは健康にいいの？

3月号のテーマ
胸水貯留

みんなで解決！
病棟のギモン
研修医の素朴な質問にお答えします　　監修／香坂　俊（慶應義塾大学医学部循環器内科）

第47回　プレゼンテーションの技法と作法

眞鍋維志

本コーナーは初期研修医が日常臨床のなかで感じた**素朴な疑問**について，そのエッセンスを読みやすく解説するシリーズです．さて，今回はどんな質問が登場するでしょうか．

？今回の質問
Power Point を使ったプレゼンってどうやればいいの？

！お答えします
- まずは伝えたいメッセージを決めよう
- 次に，メッセージが伝わりやすくなる大原則を知ろう（何事にもルールはある）
- 少し工夫を加えながらスライドをつくったら，最後に予行演習だ！

プロローグ

研修医：先生！ 今度，研修医同士のカンファレンスで Power Point を使った発表をすることになりました！ テーマは「疼痛コントロール」にしようと思うんですけど，どうやってスライドをつくればいいかわかりません！ 助けてください！

指導医：おお，そうか！ 今後，学会や勉強会，研究会といったいろんな場所で発表することになると思うから，この際きちんと1回学んでみよう．じゃあ最初に，発表スライドをつくるうえで知っておくべき，大まかな原則について説明しよう．

「伝えたいメッセージを考える」
自分は何を伝えたいか・相手は何を求めているか

指導医：まずは，**今回の発表で自分が何を一番伝えたいか考えてみよう**．ちなみに，伝えたい内容を考えるときは**聞き手がどんな情報を求めているか**も考えてみるといいよ．

研修医：う～ん…一番伝えたいことですか…今回の聴講者は研修医だから…．

指導医：なかなか浮かばなかったら，なんで自分がそのテーマにしたかに立ち返ってみよう．

研修医：私は緩和医療に興味があるので，将来は患者さんのQOLを損ねない疼痛コントロールをできるようになりたいな，と思って選びました．

指導医：なるほど，立派な理由だね．そしたら，どんな情報があればその目標が達成されるか少し考えてみよう．きっと，それが伝えるべきメインの内容になると思うよ．

研修医：わかりました！ 少し考えてみます！

〜1時間後〜

研修医：先生！ 伝える内容はこんな感じでどうでしょう！

① 疼痛について（種類・評価方法・管理目標）
② 薬の種類と使い分け
③ オピオイドについて（副作用と対策）

指導医：なかなかセンスいいね．確かに，これらの情報があれば疼痛コントロールを通して患者さんのQOLが上がりそうだね．発表の全体像がイメージできたところで，この内容に沿った発表のスライドについて考えていこう！

研修医：ありがとうございます！

指導医：でもいきなりスライドをつくりはじめるのではなく，次に「メッセージが伝わりやすくなる」ための原則について説明しよう．

「なるべく One slide，One minute，One message を意識する」

指導医：これは，1つのスライドについてなるべく1分前後くらいで長めに話して，そのなかに含めるメッセージを1つにすることを意味してるんだ．つい文章を長くして1スライドにたくさんのメッセージを詰め込みがちだけど，スライドに載せる文章は可能な限り短く，そして伝えたいメッセージは1つだけにするのが理想的だ．

研修医：確かに学生時代の講義でも，スライドに文字がたくさん書いてあると話を聞かずに読んでしまったりしていました．

指導医：長い文章をたくさん載せれば，自分は読み上げればいいだけになるから本番が楽だけど，9割近くの聴講者は最初の1，2行で力尽きると思ってくれ．基本スタンスとしてここを意識しておくことはとても重要だ．

研修医：スライドに記載する文字数はなるべく少ないほうがよいということですね．

指導医：その通り．**載せる文章を厳選することでなるべくスライドの枚数を抑えて，その代わり，載せた文章はわかりやすくゆっくり説明すると聞き手に自分の伝えたいメッセージが届きやすくなる．**

研修医：つい調べたことを全部スライドに載せたくなりますが，それじゃダメなんですね．

指導医：そうだね，だいたい自分の全知識の1/10程度をスライドに載せるとちょうどいいといわれているよ．最初はせっかく調べた知識やデータを

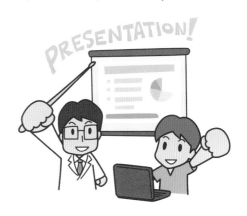

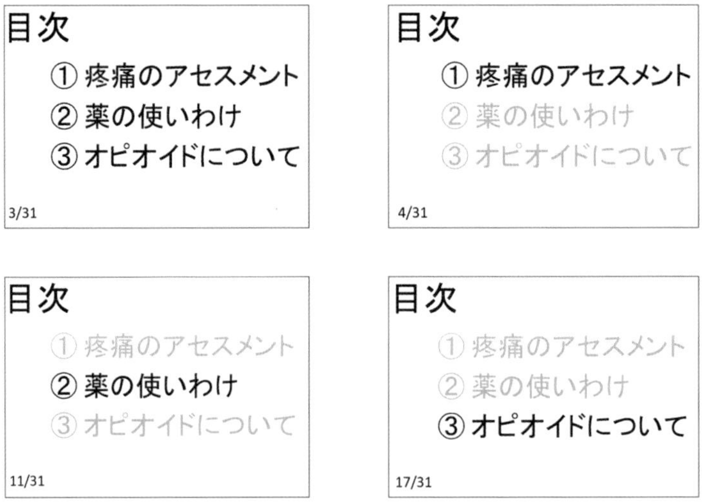

図1 ● 「目次」のスライド

載せないのは勿体ないように思うかもしれないけど，載せなかった余力がある分だけ，質疑応答が楽になるから安心してくれ．

研修医：1/10ですか！？ つまり，スライドに載せる内容は取捨選択することが大切なんですね．

指導医：その通り．最初はなかなか慣れないかもしれないけれど，これを意識しておくと自分の伝えたいメッセージが伝わりやすくなるんだ．ではいよいよ，実際のスライドづくりに取り掛かろうか．

研修医：よろしくお願いします！

「全体像を示す」
目次をつくる・スライド番号をつける

指導医：スライドの枚数が多いと，聴講者は「話の流れ」や「前の情報との関連性」を見失いやすくなるよ．そのため，**「目次」を最初の方につくっておこう**．そうすることで，発表の全体像が掴めて，聞き手側が少し楽になるよ．また，最初以外にテーマが移るごとにも「目次」を追加しておくと，さらに話の流れがわかりやすくなってお勧めだよ．

研修医：確かにスライドに目次がついていた授業では，ちょっと気がそれた後でも話に戻りやすかったように思います．

指導医：そのほかには，スライド番号なんかも載せておくと，あとどれくらい発表が続くのか予想がついて聞き手側にはありがたいね．

研修医：スライド番号についてはわかりましたが，「目次」については何を書けばいいか思いつきませんね…．

指導医：実はそんなにたいへんな作業じゃなくて，さっき決めた「自分が伝えたい内容」がそのまま「目次」のスライドになるよ（図1）．

研修医：えっ，実はもう完成していたんですね！ やったー！

体性痛

- 定義：体性組織への切る、刺すなどの機械的刺激が原因で発生する痛み
- 特徴：損傷部位に限局した痛み。深部体性組織に病巣がある場合は離れた部位にも痛みを認める。体動時に痛みが増強。
- 例：骨転移の痛み、術後早期の創部痛、筋膜や筋骨格の炎症や攣縮

6/31

体性痛

- 定義：機械的刺激が原因で発生する痛み
- 例：骨転移の痛み、術後早期の創部痛

6/31

図2 ● スライドを見やすくする工夫

「スライドを見やすくする」
強調したい箇所はフォント変更・イメージ画像をつける

指導医：スライドを見やすくすることも非常に重要だよ．特に強調したい単語やフレーズは「**太字**」や「赤字」，「下線付き」にするとメッセージが伝わりやすくなるから使ってみてね．だけど，多すぎるとかえって見にくくなるから適度に強調することが重要だよ．また，文章だけだと聞き手側は飽きてしまうので画像があると興味をもたれやすいし，イメージもつきやすくなっていいよ（図2）．さっきの，「One slide, One minute, One message」の原則も意識してね．

「予行演習をしよう」
原稿を見ないで最低3回

研修医：先生！ スライドがやっと完成しました！ 今回とても勉強になりました．ありがとうございました！

指導医：感謝されるのはまだ早いよ．というのも，まだ大事な作業が残っているからね．

研修医：えっ？ まだ，何かあるんですか？ もう，帰りた…

指導医：そう，**本番前には必ず予行演習をやっておかないといけないよ**．しかも，条件があって原稿を見ないで最低3回！ なぜなら，この作業をちゃんとやっておくと，① 自分がそもそも発表内容をちゃんと理解しているか，② 発表時間と内容のバランスが適切か，③ 予想される質問への対策などが確認できるからだよ．

研修医：そうなんですね．だけど，3回ですか．しかも，原稿なしですか．

指導医：少し個人的な意見になってしまうかもしれないけど，原稿ばかり見ながら発表するととても無機質な印象を受けてしまうよ．また，あまり自信がないように映ってしまって，せっかくの大事なメッセージも伝わりにくくなってしまうんだ．最初はなかなか慣れないから大変かもしれないけど，ここは頑張って原稿を見ないで発表してみよう．

研修医：わかりました！ 頑張ってみます！

指導医：おっ，偉いね．そしたら，最後に原稿を見ないで発表するのに便利なPower Pointの機能を説明するね．

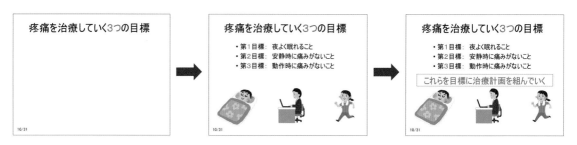

図3 ● アニメーション機能の活用

研修医：そんな機能があるんですね！

指導医：そう．最初の慣れないうちはアニメーション機能を使うと便利だよ（図3）．
　具体的には，次の要領で使ってみてね．

　1．まずスライドの一部のみを表示して，それらについて話す．
　2．次に話したいことをアニメーション機能で1つ1つ表示させていき，それぞれ言及していく．

研修医：なるほど！ やってみます！

指導医：この方法だと緊張しても話す順番を混同しないから本番に少し楽ができるよ．また，聞き手側もどこを見ればいいか一目瞭然になるから聞きやすくなるよ．

～予行演習後～

研修医：ありがとうございました！ これで安心して本番を迎えられます！ 今日は長い時間ありがとうございました．では，そろそろ帰りますか？

指導医：うっ…．

研修医：！！！ どうしました？

指導医：ごめん，長時間座っていたせいで腰が…．最近，抱っこする子どもがどんどん重くなってきたせいで，腰痛が酷くて…．

研修医：任せてください！ きっとそれは除痛ラダーの第1段階なので，まずは非オピオイド系の鎮痛薬を処方しておきますね！

指導医：お，おう．発表を練習した直後とあって，流石によく分かっているね…．でも処方はちゃんと診察してからにしようね…．

参考文献

1）基礎研究×内科医：プレゼンが得意になる！見やすいパワーポイントの作り方. 2019
　http://cork31-naikai.com/?p-797
2）「やるべきことが見えてくる研究者の仕事術 プロフェッショナル根性論」（島岡 要/著），羊土社，2009
3）「はじめての学会発表 症例報告」（國松淳和/著），中山書店，2016
4）「理系のための研究生活ガイド 第2版」（坪田一男/著），講談社，2010
5）「改訂版 症例報告、何をどうやって準備する？ 流れがわかる学会発表・論文作成HowTo」（佐藤雅昭/著），メディカルレビュー社，2011
6）Bourne PE：Ten simple rules for making good oral presentations. PLoS Comput Biol, 3：e77, 2007

眞鍋維志（Tadashi Manabe）

慶應義塾大学医学部 呼吸器内科
医師に限らず，社会人はプレゼンを求められることが多々あるかと思います．今回の記事を皆さんの今後のプレゼンに少しでもお役立ていただければ幸いです．

※レジデントノート2019年12月号（Vol.21 No.13）掲載の本連載・第45回の内容に訂正がございます．恐れ入りますが，本誌奥付（p.2914）をご確認ください．

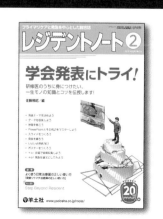

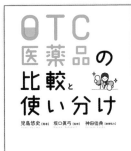
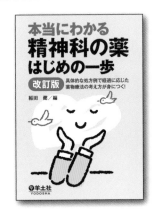
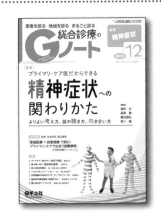

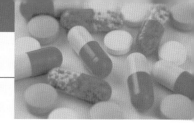

うつ病治療における抗うつ薬の使い方

浅井宏友，坪井貴嗣（杏林大学医学部 精神神経科学教室）

◆薬の使い方のポイント・注意点◆

- うつ病治療では，薬物療法を開始する前に全例において支持的精神療法と心理教育を中心とした基礎的介入を行うことが重要である
- 中等症以上のうつ病では薬物療法が必要であり，新規抗うつ薬を鎮静系・非鎮静系に分類して使用することが臨床上有用である
- 抗うつ薬は十分量・十分期間の投与が必要で，初期用量（少量）から効果と副作用に応じて漸増していくのが基本であるが，服薬アドヒアランスを保つ意味でも患者に対して投与前からの説明が重要である
- 悪心・嘔吐などの一般的な新規抗うつ薬の副作用だけではなく，上部消化管出血やアクチベーション症候群にも注意する
- 寛解達成後も初発例では6カ月以上，再発例では2年以上の抗うつ薬の継続が必要であり，中止する際は中断症候群に注意し慎重な漸減が望ましい

1. はじめに

抗うつ薬は，うつ病だけではなく，強迫症，社交不安症，パニック症，心的外傷後ストレス障害，神経障害性疼痛などにも幅広く使用されている．また，主な抗うつ薬は薬理作用に基づいて三環系抗うつ薬（tricyclic antidepressants：TCA），選択的セロトニン再取り込み阻害薬（selective serotonin reuptake inhibitors：SSRI），セロトニン・ノルアドレナリン再取り込み阻害薬（serotonin noradrenalin reuptake inhibitors：SNRI），ノルアドレナリン作動性・特異的セロトニン作動性抗うつ薬（noradrenergic and specific serotonergic antidepressant：NaSSA）などに分類される．日常臨床でしばしば遭遇するうつ病に対し，症状に応じて抗うつ薬を選択するために，それぞれに特徴的な作用・副作用を理解することが重要である（**表**）．

ただし，うつ病治療がすなわち抗うつ薬の投与というわけではない．軽症うつ病においては抗うつ薬の有効性についてのエビデンスは確立されていないこともあり，「うつ病治療ガイドライン」[1]では，初診時には安易に薬物治療を開始せず，適切に診断するとともに重症度を評価し，まず傾聴や共感などの支持的精神療法と，患者がうつ病について理解し，治療選択にかかわっていくことを目標とする心理教育を行うことが基本とされている．実臨床において，

表　新規抗うつ薬の副作用についての比較

	薬剤	抗コリン作用	胃腸症状	過鎮静	不眠・焦燥	性機能障害	起立性低血圧	体重増加	過量での致死性
NaSSA	ミルタザピン	−	−	＋＋	−	−	＋	＋＋	低
SSRI	セルトラリン	−	＋＋		＋＋	＋＋	−		低
	パロキセチン	＋	＋＋		＋＋	＋＋	−	＋	低
	フルボキサミン	＋	＋＋＋		＋	＋			低
	エスシタロプラム	−	＋＋		＋＋	＋＋	−		低
SNRI	デュロキセチン	−	＋＋		＋＋	＋	−		低
	ベンラファキシン	−	＋＋		＋＋	＋＋	−	−	低
	ミルナシプラン	−	＋＋	−	＋＋	＋＋	−	−	低

文献2より作成.

中等症以上のうつ病では薬物療法が重要であるが，重症度にかかわらず全例において，まず基礎的介入を十分に行っていく必要があり，その後に薬物療法を検討することとなる．また，希死念慮が切迫していたり，食事が十分にとれないなど，重症で入院加療が必要と考えられる状態であれば，すみやかな精神科への紹介が必要となる．

2. 薬の種類と作用機序

ジェネラリストがしばしば用いる機会がある，新規抗うつ薬とされるSSRI，SNRI，NaSSAの有効性は，メタ解析では同程度と考えられている[3]．重要なのは，**抗うつ薬は単剤で使用し，初期用量から開始して数週間かけ漸増していき，十分量・十分期間使用する**ということである[1]．また，**治療開始前に患者には薬剤の効果と副作用を含めた治療の見通しについて説明しておく**ことが，服薬アドヒアランスを保つうえで重要である．

有効性が同程度と考えられている新規抗うつ薬であるが，その副作用はさまざまであり，使い分けの一助となるだろう．例えば，患者が最も辛かった抗うつ薬の副作用についての調査をみると，眠気（過鎮静）が第1位にあげられており[4]，服薬アドヒアランスにも影響すると考えられる．一方で，抗うつ薬による鎮静は，不眠や焦燥がしばしばみられるうつ病において効果的である可能性がある．そこでWFSBP（生物学的精神医学会世界連合）のガイドラインでも示唆されているように[2]，臨床的利便性を考慮して，抗うつ薬を**鎮静系**と**非鎮静系**に分けて考えることとする．なお，TCAについては抗コリン系の副作用や循環器系有害作用などが目立ち[5]，さらに過量服薬にて致死的となりうることから，ジェネラリストによる外来診療での第1選択薬にはなりにくいため，ここでは割愛する．

1）鎮静系抗うつ薬

新規抗うつ薬においてはNaSSAが代表的である．不眠，焦燥，食欲不振がみられたり，休養を要する場合に投与を検討する．
・ミルタザピン：レメロン®，リフレックス®
1回15 mg 1日1回 就寝前を初期量とし，1週間

以上間隔を空けて15 mg/日ずつ30～45 mg/日まで増量が可能である．忍容性によっては，1回7.5 mg 1日1回から開始することも考慮する．NaSSAにはSSRIにしばしば認められる性機能障害や胃腸症状が出現しにくいという特徴がある[6]．ただし，眠気や食欲増進による体重増加に注意する必要がある．添付文書上，運転は禁忌とされている．

【NaSSA処方開始時の患者への説明例】

この抗うつ薬は，眠気および食欲増進という副作用があるのですが，あなたの症状である不眠・食欲低下に対しては，この副作用が逆に症状改善をもたらすと考えられます．少量から開始していきますが，日中にも眠気が続いたり，ふらつきなどの不快な症状がある場合は，減量もしくは変薬を検討しなければならないので，教えてください．
その後は，症状変化をみながら徐々に目標の量まで増量していく予定です．さらに，内服継続の期間ですが，症状がよくなった後もすぐに中止してしまうと再発するリスクが高くなることがわかっていますので，最低でも症状が改善した後半年以上は内服を継続していく必要があります．また，このお薬は突然中止すると中断症候群という不快な症状が起こる可能性があり，止める場合は必ず医師と相談し徐々に減量していく必要があるので注意してください．

2）非鎮静系抗うつ薬

社会生活がある程度可能で，眠気が支障になる場合に投与を検討する．あるいは，睡眠障害は少ないものの，不安や意欲低下が顕著な場合に検討する．

SSRIとSNRIの使い分けに関しては，セロトニンおよびノルアドレナリンという神経伝達物質が，どのような症状と関連してくるのかについて，あくまで仮説ではあるが図を参考にすることで症状に応じた薬剤選択が可能になると考えられる．

① SSRI

すべてのSSRIは性機能障害や胃腸系に対する副作用（悪心，嘔吐，下痢など）の頻度が高い．悪心や下痢は，一般的に数週間以内に消失することが多いが，処方開始時点で悪心対策としてモサプリドクエン酸塩（ガスモチン®）を1回5 mg 1日3回，1～2週間程度併用しておくことも考慮する．

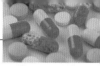

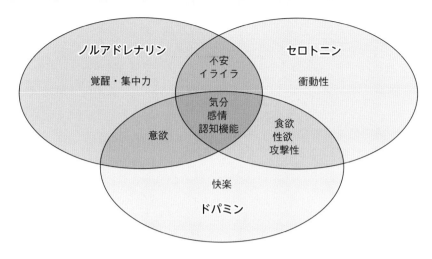

図　ノルアドレナリン・セロトニン・ドパミンと関連する症状
文献7より引用.

・**セルトラリン：ジェイゾロフト®**
1回25 mg 1日1回から開始し，1週間以上間隔を空けて 25 mg/日ずつ増量し，50〜100 mg/日まで増量する．シトクロム P450 2D6（CYP2D6）により代謝されるため，薬剤相互作用には注意が必要である．

・**パロキセチン：パキシル®**
1回5〜10 mg 1日1回 夕食後より開始し，1週間以上間隔を空けて 5〜10 mg ずつ増量し，最大量は 40 mg/日までとなっている．また，強力に CYP2D6 酵素阻害を行うため，薬剤相互作用に注意が必要である．徐放剤としてパキシル®CR があるが，こちらは用量がパキシル®とは違うことに注意する必要がある．

・**フルボキサミン：デプロメール®，ルボックス®**
1回25〜50 mg 1日1回 就寝前から開始し，その後1週間以上間隔を空け 25〜50 mg/日ずつ増量し，朝食後・就寝前など1日2回に分服する．最大量は 150 mg/日である．また，強力に CYP1A2 および 2C19 を阻害するため，薬剤相互作用に注意が必要である．運転は禁忌である．

・**エスシタロプラム：レクサプロ®**
1回10 mg 1日1回 夕食後より開始し，1週間以上間隔を空けて 20 mg/日まで増量が可能である．初期投与量が有効用量であり，取り扱いやすい抗うつ薬であるが，**QT延長の副作用に注意する必**

要があり，投与前に心電図（これまでの健診結果も参考に）および心疾患の既往を確認するとともに，定期的に心電図検査を行い補正 QT 間隔（QTc）の延長が起きていないか確認することが望ましい．

② SNRI
SSRI と同様に胃腸系に対する副作用（悪心・嘔吐）があり，こちらも初期のモサプリドクエン酸塩の併用を検討する．また，ノルアドレナリン受容体刺激に伴う頭痛・頻脈・血圧上昇・尿閉に注意が必要である[6]．

・**デュロキセチン：サインバルタ®**
1回20 mg 1日1回 朝食後から開始し，1週間以上間隔を空けて 10〜20 mg/日ずつ増量を行う．1回40 mg 1日1回を目標に，効果不十分例には 60 mg/日まで増量が可能である．また，中等度の CYP2D6 酵素阻害を行うため，薬剤相互作用に注意が必要である．

・**ベンラファキシン：イフェクサー®**
1回37.5 mg 1日1回より開始し，1週間後から 1回75 mg 1日1回 食後投与とし，その後の増量は1週間以上間隔を空けて 75 mg/日ずつ行っていく．最大量は 225 mg/日である．

- ミルナシプラン：トレドミン®

  1回25 mg 1日2回を初期用量とし，100 mg/日まで漸増するが，年齢，症状により適宜増減する．尿閉（前立腺疾患等）のある患者は禁忌である．

【SSRI/SNRI処方開始時の患者への説明例】
抗うつ薬の効果はすぐには表れない場合が多く，1～2週間程度かかります．反対に，服薬初期に吐き気などの副作用がみられやすく，それを防ぐために少量から開始し，吐き気を抑えてくれるお薬を併用します．（以降の説明は，NaSSAの患者への説明：「その後は，症状変化を…」と同様）

3．注意すべき有害事象

1) 出血

　血小板におけるセロトニン取り込み阻害作用により，血小板凝集作用が阻害されることから，出血を起こしやすくなる．SSRIの投与初期から上部消化管出血が増加することが指摘されており[8]，特に非ステロイド性消炎鎮痛薬（NSAIDs）との併用で飛躍的に出血リスクが上昇することに注意が必要である[9]．

2) アクチベーション症候群

　抗うつ薬が誘因となってイライラが強くなったり，落ち着きがなくなったりする情動や行動の異常である．自殺関連事象の前駆症状とも考えられ，本症候群が疑われた場合には抗うつ薬の減量もしくは中止が必要である．特に若年者やパーソナリティ障害の合併患者などは，本事象に注意されたい．

　また，薬剤性の躁転が疑われた場合は，診断および治療の見直しが必要となる．診断としてうつ病ではなく，双極性障害（双極性うつ病）である可能性も疑われることから，治療に関しては抗うつ薬ではなく気分安定薬を中心とした処方変更についても検討する．

3) 中断症候群

　6週間以上内服した抗うつ薬を突然中止することにより，感冒様症状，不眠，悪心，めまい感や，患者間で"シャンビリ"と呼ばれる耳鳴り，電気が走るような知覚障害などの多彩な不快症状を認めること

がある[10]．これを防ぐために，患者には抗うつ薬を突然中止してはいけないことを説明しておくとともに，抗うつ薬の減量および中止に際しては増量と同じか，それ以上に数週間かけて慎重に減量していく必要がある．

4．治療の評価

　抗うつ薬を早期に減量・中止してしまうと，うつ病再燃・再発の危険性を高めるため，十分な期間の継続が必要となる．多くの患者は，症状が改善すれば内服を中断してしまう傾向にあることから，この点における注意喚起は治療導入時から行っておく必要がある．副作用がみられなければ，**初発例では寛解後6カ月以上**にわたり，急性期と同用量の抗うつ薬で維持すべきであり，さらに，**再発例では2年以上の抗うつ薬による維持療法が強く勧められている**[11～13]．

　抗うつ薬の効果を判定する方法として，患者の自覚的な症状変化や日常生活の活動量，社会機能など総合的に評価していくことが必要となる．また，簡便にうつ病の重症度を定量化できる簡易抑うつ症状尺度（Quick Inventory of Depressive Symptomatology：QIDS-J）などの自記式の評価尺度を利用し，定期的に評価していくことも大切である．

引用文献

1) 「うつ病治療ガイドライン 第2版」（日本うつ病学会/監，気分障害の治療ガイドライン作成委員会/編），医学書院，2017

2) Bauer M, et al：World Federation of Societies of Biological Psychiatry (WFSBP) guidelines for biological treatment of unipolar depressive disorders, part 1：update 2013 on the acute and continuation treatment of unipolar depressive disorders. World J Biol Psychiatry, 14：334-385, 2013

3) Gartlehner G, et al：Comparative benefits and harms of second-generation antidepressants for treating major depressive disorder：an updated meta-analysis. Ann Intern Med, 155：772-785, 2011

4) 渡邊衡一郎：抗うつ薬服用者を対象としたウェブ調査2008の結果に見る患者の気持ち. 臨床精神薬理, 12：2295-2304, 2008

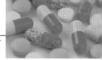

5) Anderson IM：Selective serotonin reuptake inhibitors versus tricyclic antidepressants：a meta-analysis of efficacy and tolerability. J Affect Disord, 58：19-36, 2000

6) 「今日の治療薬2019」（浦部晶夫，他/編），南江堂，2019

7) Healy D & McMonagle T：The enhancement of social functioning as a therapeutic principle in the management of depression. J Psychopharmacol, 11：S25-S31, 1997

8) Wang YP, et al：Short-term use of serotonin reuptake inhibitors and risk of upper gastrointestinal bleeding. Am J Psychiatry, 171：54-61, 2014

9) Dalton SO, et al：Use of selective serotonin reuptake inhibitors and risk of upper gastrointestinal tract bleeding：a population-based cohort study. Arch Intern Med, 163：59-64, 2003

10) Warner CH, et al：Antidepressant discontinuation syndrome. Am Fam Physician, 74：449-456, 2006

11) Lam RW, et al：Canadian Network for Mood and Anxiety Treatments (CANMAT) clinical guidelines for the management of major depressive disorder in adults. III. Pharmacotherapy. J Affect Disord, 117：S26-S43, 2009

12) American Psychiatric Association：Practice Guideline for the Treatment of Patients With Major Depressive Disorder, Third Edition. 2010

13) National Institute for Health & Clinical Excellence：Depression：The Treatment and Management of Depression in Adults (Updated Edition). 2010

【著者プロフィール】
浅井宏友（Hirotomo Asai)
杏林大学医学部 精神神経科学教室
専門：精神科一般，家庭医療

坪井貴嗣（Takashi Tsuboi)
杏林大学医学部 精神神経科学教室
専門：臨床精神薬理学，漢方医学

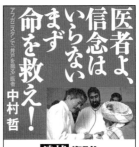
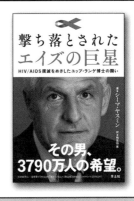

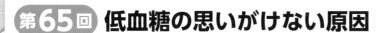

こんなにも面白い 医学の世界

へぇ そうなんだー

からだのトリビア教えます

中尾篤典
（岡山大学医学部 救命救急・災害医学）

第65回 低血糖の思いがけない原因

　低血糖は実にさまざまな症状を呈するので，われわれ救急医はとにかく少しでも意識がおかしい患者さんには，必ず血糖測定をすることが鉄則になっています．今回は皆さんがよくご存知の意外なものが，実は低血糖の原因になっていたことをご紹介します．

　2012年頃，急性咽頭炎や中耳炎と診断された乳幼児が，その後「原因不明の低血糖」を起こすことが頻発しました．原因を調べてみると，低血糖は第3世代セフェムやカルバペネム系の抗菌薬を投与したときに起きており，注意喚起がなされました[1]．

　これらの抗菌薬には，腸管からの吸収を促進する目的でピボキシル基が結合されていて，吸収の際に加水分解されてピバリン酸となります．ピバリン酸は体内でカルニチンと結合し，最終的には尿に排出され，これによって体内のカルニチンが欠乏した状態になります．このカルニチンは，脂肪酸を代謝しエネルギーに変える際に必要不可欠な体内物質なので，欠乏状態になると低血糖を引き起こすといわれています．

　6カ月間，抗菌薬を投与され，その間に何度も低血糖に伴うけいれんや意識障害をくり返していた18カ月の赤ちゃんにカルニチンを投与したところ，これらの症状は消失したと報告されています[2]．また，短期間の抗菌薬投与であっても，低血糖のリスクを有意に上昇させることがわかっていて，抗菌薬投与の翌日に低血糖を起こした例もあります[3]．

　カルニチンの大部分は食事などから摂取する必要があります．特に赤身の肉類や乳製品はカルニチンが豊富なのですが，肉類をあまり食べない乳幼児ではもともとの血中カルニチンが低いので，カルニチン欠乏症を起こしやすくなります．

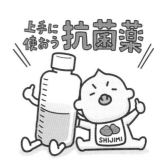

上手に 使おう 抗菌薬

　抗菌薬の副作用は意外と多く，低血糖だけでも複数の機序での報告があり，ここで示したのはほんの氷山の一角でしかありません．よかれと思って処方した抗菌薬で副作用・後遺症を招いてしまうのは本意ではないですし，抗菌薬の適応はよく考えなければいけませんね．ちなみに"しじみパワー"でおなじみのオルニチンは全くの別物です．

文 献

1) 伊藤 進，他：ピボキシル基含有抗菌薬投与による二次性カルニチン欠乏症への注意喚起．日本小児科学会雑誌，116：804-806，2012
2) Makino Y, et al：Carnitine-associated encephalopathy caused by long-term treatment with an antibiotic containing pivalic acid. Pediatrics, 120：e739-e741, 2007
3) Kobayashi H, et al：Clinical Features of Carnitine Deficiency Secondary to Pivalate-Conjugated Antibiotic Therapy. J Pediatr, 173：183-187, 2016

現役のメンターが
やさしく教える

Academia ～みんなで学問する～

Hifumi Toru
一二三 亨
聖路加国際病院 救急部・救命救急センター

第1回
アカデミアとは？
アカデミア全般に関してまず，研修医の先生に知ってもらいたいこと

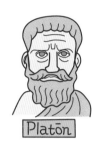

連載にあたって

　私自身，公衆衛生大学院にも行っていない，海外に長期留学経験もない，帰国子女でもなければ，大学院に進んだのも医者10年以上経ったのち…ということで多くの読者の研修医の先生方とバックグラウンドは変わらない，と思います．そんな私が，現在大学院生の指導（大げさですが，一緒に学ぶという方が適切かもしれません）をしたり，病院内で研修医の先生方のアカデミアを指導したりと（これも一緒に学ぶという方が正しいです）大変貴重な経験をさせてもらっています．その経験をもとに，今回から合計8回の予定でやさしく，わかりやすくアカデミア全般についてお話ししていきます．第1回は，総論としてアカデミア全般に関して**まず，研修医の先生に知ってもらいたいこと**をお話しします．

アカデミアとは？

　昨今，医療業界で"アカデミア"という言葉をよく耳にするようになりました．読者の先生方も一度は聞いたことがあるのではないでしょうか？ このアカデミアというのは，全国日本学士会のホームページによりますと[1]，その由来は古代ギリシァの都市国家アテネに遡ります．町を囲む城壁の外，北西の郊外に，アカデモスという名の英霊を祀る土地があって，その英霊の名にちなんで「アカデメイア」または「アカデミア」と呼ばれ，古くから人びとに親しまれていたそうです．紀元前387年ころ，哲学者プラトンがこの地に学園を創設し，それ以来「アカデミア」は，このプラトンの学園の名前となったようです．アカデミアは何人もの政治家や立法家を世に出しましたが，その教育方法は，哲学的精神にもとづいて真理そのものへと「魂の目を向けかえること」をめざし，純理想的な学問の学習と研究であった，とのことです．難しいですが，**アカデミアとは学問を行うことそのもの**，と言えると思います．

　医療の領域でアカデミアは医療分野の研究全体を指し示すものでありますが，上記の考えから研究に限ったものでないことが理解できると思います．文献の検索のしかた，臨床研究のやり方，論文の書き方，研究費のとり方などもアカデミアの一部です．本連載では"アカデミ

ア"全体に焦点を当てて，その一連の流れをわかりやすく説明していきます．

なぜ，いろんな本を読んでも発表ができない，研究ができない，論文が書けない？

"論文の書き方教えます"とか"発表のしかたを教えます"といった本がたくさん販売されていますね．これらの本の著者の先生方は，実際に多くの論文を書いたり，素晴らしい論文を発表されている先生であることは間違いない事実です．しかしながら，私のように実際に現在進行形で若い先生方を直接一から指導している立場ではないことも多いように思います．なので，今の若手の先生方がまず，どのような思考にあるのか？ どこでつまずいて，どのように指導すれば克服できるのか？ なぜ，既存の本を読んだだけではうまい発表ができない，論文が書けないのか？ については残念ながら書かれていないように思います．

本連載では現役メンター＋選手（選手兼コーチのような）の立場で，なぜできないのか？ できるようになるにはどういうトレーニングが，どの程度まで必要なのか？ このような視点を，実例をあげながらわかりやすく説明したいと思います．

どのように教育を受けて，どんなトレーニングをする必要があるのか？

アカデミア全体としては，下に書いていることは自分自身を含めて指導者に求めることです．ですから，若手の先生方はこのような指導者をまず選んでいけばよいと思います．どの病院にも先輩の先生はたくさんいるはずですので，すぐに見つかると思います．また，**遠くの有名な先生よりも，近くにいる面倒をしっかり見てくれる先生**が絶対に良いです．

若手の先生方を指導していくうえでの必要なことは，コミュニケーションをよくとるということです．そのコミュニケーションの方法も直接話をするのでもよいですし，SNSを使いながら，ストレスなく，on timeで情報交換することが望ましいです．ですから，**相談したときにすぐに返事がくる指導者**を探しましょう！

私が研修医の頃は，論文を書くには「まず文献50〜100本読んでこい」，さらにクレンジングも何もされていないデータを渡されて，「このデータを使って論文を書きなさい」という形で細やかな指導は一切ありませんでした．しかし，そのような方法では，現在の若手の先生方には間違いなく適応できません．若手の先生方が何を考えて，何を求めているのを十分に指導者側から理解しようと努力する必要があります．その中でまた，大きな課題を一度に与えるのではなく，少しずつ課題を与えていく必要があります．ですから，自ら寄り添ってくれるような指導者を探しましょう！

時代は大きく変わりました．でも，課題を明確に与えれば，それを着実にこなす力は以前よりも現代の若者の方が優れていると感じます．ですから，**明確に課題を与えてくれる指導者を探しましょう！**

多くの講習会で語られない"筋トレ"

"筋トレ"って聞くと…精神論…のような感じがしますね．中学のとき，部活でただランニングするだけの練習，本当にしんどかったですよね？？ でも，よく考えると…

サッカーの試合で活躍したければ，まずは最低限の走力，筋力，体幹の筋トレが必要なのはわかると思います．「サッカーの試合に出るとき，テニスの試合をするときに，走力がないと全く戦えないよね」と伝えると大体の若い先生はわかってくれます．多くのセミナーでこの"筋トレ"の部分の説明がなく，いきなり論文の書き方，研究のしかたを教えるので全く実践できない，と私は考えています．サッカーに例えると，ボレーシュートやドリブルのやり方ばかりを教えてくれる講習会は確かに面白いのですが，実際の試合では勝てないですよね．これは"アカデミア"でも全く同じなんです…．

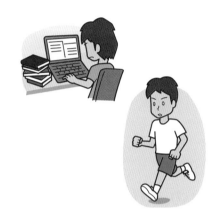

アカデミアと筋トレ？？ 学問と筋トレ？？？ 何か全く別のことを言っているようですが，以上のように密接に関連しています．

アカデミアにおける筋トレの目安として，私がよく言うのは以下です．

 ## トレーニングのポイント

● 筋トレの目標の最低ラインは，論文を一度にさっと読む力を身につけること

● 言い換えると，PubMedで掲載されているtitleとabstractだけにさっと目を通して，自分が目的としている内容の論文かどうかを瞬時に判断することとも言える

● 読む論文数の目安は，まずは200論文．その後は400論文

● 200〜400論文を読んでもなんともない（頭が疲れない，眠くならない，そもそも疲れている状況でも論文検索ができる）ことが十分なアカデミアの筋力である

ここで根本疑問として，PubMedを検索する必要があるか？ と考える読者の先生もいると思いますが，現在の医学はPubMedに収載されている医学論文をもとに日々進歩していますので，PubMed検索で筋トレするのは理にかなっている，と思います．このような力をまずつけてからアカデミアの道を深めていかなければなりません．

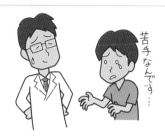

私，論文を検索するのが苦手なんです…も原因は？

　論文検索の難しさも，たぶん多くの研修医の先生が感じて
いることではないでしょうか？　本連載では"論文の検索のし
かた"も予定しておりますが，苦手になる大きな原因の1つ
は，この"筋トレ"不足だと感じています．ですので，しばら
くトレーニングを積めば，誰でもできるようになります．

PubMedで200論文をさっと検索する機会があるか？？

　UpToDateや有名なブログ，ネット上にあるまとめなど，は本当に便利ですよね．それらと
比較すると，わざわざPubMedを検索するのは非効率に感じるかもしれません．

　この部分の成長は，よい指導者に出会うか，何かのきっかけを大切にしないとできないかも
しれません…．自分自身で今日からやってみよう！といってきちんと実践できるという若手の
先生方はもう"独立"できていますので研修医の身をまとった指導医レベルの先生かもしれませ
んね．筋トレでパーソナルトレーナーに付くと効率よくできるようですが，アカデミアの筋
トレもなかなか自分一人では難しいので指導者の存在が大切になります．

　ローテーションの科で症例発表などの機会にできればよいですが，意外とそういう場面では
目先のことに頭が行ってしまい，論文検索などをゆっくりとはできないかもしれません．

　よい指導者とともに，明確な理由づけ，動機づけのもと，少しずつ課題をクリアするような
形で検索のトレーニングを積めるとよいですね．

筋トレだけではなく，正確な知識はもちろん大切です！

　当然ですが，筋トレだけではアカデミアは難しいです．サッカーで言えば，ボレーシュート
やドリブルの技術ももちろん必要です．論文の読み方，書き方，検索のしかたなどなど，それ
ぞれには最低限知っておくべきルールや知っておくとお得なポイントがあります．第2回以降
は，それぞれを丁寧にわかりやすく説明したいと思います．

おわりに

　第1回はアカデミアとは，さらに総論としてアカデミア全般に関してまず，研修医の先生に
知ってもらいたいことをお話しました．アカデミアは学問を行うことそのものです．それには
まず，"筋トレ"が必要です．筋トレは，よい指導者のもと行っていきましょう．よい指導者
を探す，出会う力は大切です．さらに，第2回からは各論で正確な知識を身につけて効率よ
く，過度なストレスなく，アカデミアに取り組んでいけるようになればと思います．

　私自身このように書いてはきましたが，実践できていない部分が多々あり，毎日もっとこう
やれば良かったな…と後悔と反省をくり返しながらアカデミアで汗をかいております．

今回のまとめ

- アカデミアもスポーツと同じ．筋トレで基礎体力をつけることが重要です！
- 寄り添って指導してくれるような，明確に課題を与えてくれるような指導者を探しましょう！

文　献

1）一般社団法人全国日本学士会．アカデミアの由来
　　http://academic-soc.jp/about/yurai/

一二三 亨
聖路加国際病院　救急部・救命救急センター
普段の臨床で多くの疑問があると思います.
それを解決できる手段がアカデミアです.

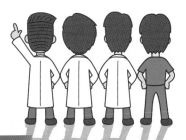

救急診療・研修生活のお悩み相談室

Dr.志賀と3人の若手医師：カルテットがサポートします!

監修 志賀　隆　　執筆者 竹内慎哉, 千葉拓世, 東　秀律

第3回　同時にたくさんの患者さんを担当するのが とてもストレスです!

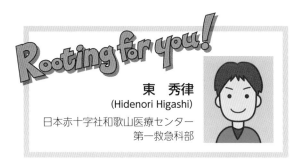

東　秀律
(Hidenori Higashi)
日本赤十字社和歌山医療センター
第一救急科部

上 級 医：施設から発熱の高齢男性が搬送されてくる
　　　　　から, 先生お願いね.

看護師A：足ひねった子が来てます, 先生, 診療録こ
　　　　　こ置いとくんでお願いします.

看護師B：先生! 交通事故で頭部打撲の救急車の患者
　　　　　さん, 痙攣してます!

　救急外来は予定外の患者さんが来るところ. さっき
診てた患者さんの採血結果がまだ出ていないのに, 待
合を見たらまた患者さんが増えてる! 病態がよくわか
らない患者さんも多いし, 救急外来で急変することも
珍しくない. ああストレスフルだ! ER指導医の○○
先生はいつもテキパキ, 顔色ひとつ変えずに患者さん
に対応する様はまるで, 「私, 失敗しないので」の先生
みたい.

　でも大丈夫, みんな最初からそんな完璧な医師だっ
たわけじゃないからね.

同時に何人の患者を診ることが できるのか?

　診療所では1日で約50人の患者さんが受診するとさ
れていますが, 1人で8時間の勤務中に50人を診るこ
とは救急外来ではまず不可能でしょう. 救急に来るほ
とんどの患者さんは初診であり, 再診患者の多い診療
所とは大きく異なります. ER医が地域の「断らない救
急病院」で勤務する場合, 1人で担当できるのは8時
間で20人くらいが限界かもしれません. またこれは,
患者さんの重症度, 患者層, 入院患者の引き継ぎがう
まくできるか, 同時に働く看護師や救命士, 研修医の
数などに大きくかかわってきます. ただし, 患者さん
を数多く診ればよいわけではなく, より大事なのは安
全で質の高い診療を行えているかどうかです.

どうしてER指導医はあんなに テキパキ動けるのか?

　研修医とER指導医の違いは何でしょうか. 複数の
タスク（業務）を同時に行うことをマルチタスクとい
いますが, 実際はタスクスイッチをうまく行うことが
重要といわれています[1]. いくら有能なER医だからと
いって気管挿管しながら別の患者さんに胸腔ドレーン
は入れられないですよね? それぞれのタスクを細分化
し, 優先順位をつけてスイッチしながら並行して進め

A：痙攣している外傷患者	B：発熱が主訴の高齢男性	C：小児 足首の捻挫？
① ABCの確認	① バイタルサインの確認	① 足部，足関節の診察
② 気道確保の必要性を検討	② 肺野聴診，腹部触診など	② X線の必要性を検討（Ottawa rule）
③ ルート確保→ジアゼパムの静注	③ 採血，ルート確保	③ 保護者への説明
④ ルート確保困難→ミダゾラムの筋注	④ X線，CTの適応検討	
⑤ 頭部CT	⑤ 尿検査の必要性を検討	
⑥ ほかの外傷部位の評価		

（痙攣を一番優先的に対応しなきゃな．発熱の患者さんはぱっと見た印象，呼吸も安定，重篤感はなさそうだ．いったん看護師に採血とルートの指示を出して，痙攣の患者さんの頭部CTの間に診察して追加の採血／画像検査を検討しよう．子どもは待てそうだ）

A①→A②→A③/④→B①→B③→A⑤→B②→C①→C②→B④/⑤→C③

図　タスクスイッチ

ているのです（図）．担当患者さんごとに行うタスクをリストアップし，優先度が高いものから順に進めます．

優先度をどうやって決めるか

ここでいう優先度とは予後に関するもののみをさすのではなく，早急に対応することで結果的に滞在時間を短縮し混雑を避け，トラブルを減らすものも含みます．入院が必要と想定される患者さんの入院時検査を早い段階でオーダーしておくことや，家族対応なども状況によっては優先度を上げる場合があります．看護師からのオーダー依頼，家族から説明を求められるなど，ERでは1つのタスクを行っているそばから新たなタスクを課されることもよくあります．その場合は，その時点でのリストの項目と比べ優先順位をつけ直しましょう．

なお，タスクスイッチに際してはエラー（チェックし忘れ，説明の抜け）が起こりやすいので注意しましょう．採血結果を確認せずに患者さんを帰宅させて焦ったこと，ありませんか？

タスクの処理能力を上げるためにできることは？

ER指導医は研修医よりもタスクの処理能力が高く，認知負荷をかけずに業務を行うことも可能です．縫合処置をしながら帰宅時の説明をする，脳出血患者と心不全患者の初期治療を並列で指示出ししながら研修医からのコンサルトを受ける，というような場面を想像してください．主訴，病態，疾患に対する知識と経験がなければ難しく，まさに指導医のウデの見せ所です．一朝一夕に身につくものではありませんが，主訴別／疾患別のフローチャートやclinical prediction ruleを使う，ゴロ合わせを用いて処置や検査で見落としがないようにするなどの工夫をしてみてください．テンプレートを利用した診療録記載も有効です．

まとめ

明日からの診療のヒントになったでしょうか？優先度のつけ方のコツ，主訴や病態に対するアプローチなどは本稿では伝えきれないので，ER指導医の診察をすぐそばで見学（シャドウイング）してみるとよいかも

しれません．忙しいことには間違いないですが，日々新しい学びがあり，自身の成長を感じられる場所がERです．皆さんが少しでもERを好きになってくれればと思います．

参考文献
1）Skaugset LM, et al：Can You Multitask? Evidence and Limitations of Task Switching and Multitasking in Emergency Medicine. Ann Emerg Med, 68：189-195, 2016

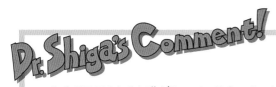

マルチタスクのために私がやっている3つのこと

① タスクのバンドリング
　頭部外傷の患者さんが来た際に，「帰宅時の指示方法」「コスト」「内服薬の処方」等をすませておいてから画像の確認や縫合に臨むようにしています．

② メモの活用
　救急の指導医は仕事中に頻繁にタスクの中止をせざるを得ません．なぜなら多くの職種のスタッフが声をかけてくるからです．その際に途中になってしまったタスクを忘れないために何をしようとしていたか簡単なメモをすることで抜け落ちる可能性が減ります．

③ ポケットには必要なものを
　スマートフォンは必須です．薬の情報や教科書，プレディクションルールなどをアプリで入れています．またペンライトがわりに使うこともあります．
　ほかには聴診器，ハサミ，ペン，印鑑も必ず持ち歩きます．移動距離が長くなってさっと行動できないことは救急医にとって命取りです．

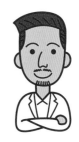

いかがでしょうか？東先生のコツを参考にぜひマルチタスクに挑戦してみてください．回数とともにどんどん上手くなるものですよ．

ツイッターをしております，御覧ください　http://twitter.com/TakSugar

お悩み募集　読者の皆さんも，救急診療・研修生活のお悩みをカルテットに相談してみませんか？投稿はこちらまで：rnote@yodosha.co.jp（ご意見・ご感想でもOKです）

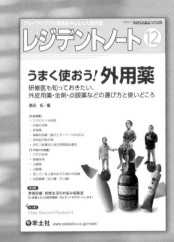
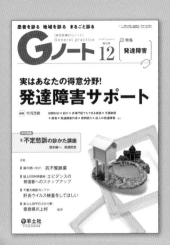
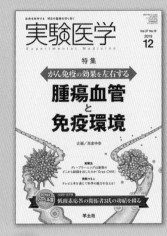

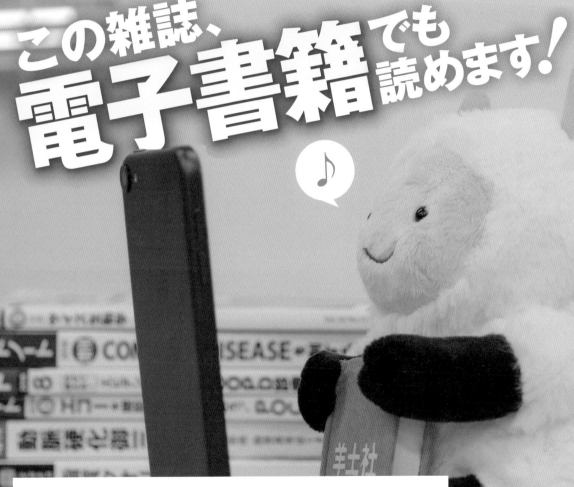

この雑誌、電子書籍でも読めます！ ♪

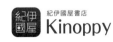

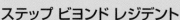

Step Beyond Resident

第195回

頭が痛ってぇな，くそぉ！ Part7
〜片頭痛，どう治療する？〜

福井大学医学部附属病院総合診療部　林　寛之

必殺技は惜しまず使おう

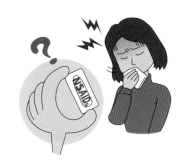

　片頭痛は日常生活を著しく制限してくるため，たとえ致死的疾患ではないにせよ，しっかり治療しておきたい．とにかく痛みが強ければ片頭痛の既往があっても年齢にかかわらず，必ずくも膜下出血を除外しておかないといけない．さて，片頭痛とわかった途端，「じゃ，NSAIDs出しておきますから」というのはいただけない．中等度以上の痛みを訴える場合には，最初から切り札のトリプタン製剤を処方すべきなんだ．必殺技を出し惜しみしていると，片頭痛はトリプタン製剤すら受けつけなくなってしまい，救急対応が大変になる．あ，でもそれくらいつらい人を助けることができると，こちらもやりがいがあるってぇもんだ．今回は片頭痛急性期の治療の裏技もしっかり伝授するから覚えてね．

患者I　38歳　女性

難治性片頭痛

　患者Iがひどい頭痛を訴えて，救急を受診してきた．来院後嘔吐を1回した．どうも本日は会社の歓送迎会だったらしく，少しアルコールも入っているようだった．中学生頃から頭痛持ちらしいが，今回はひどい方で，痛みが強くてじっとしているしかないという．今までにはじめてというわけでもなく，昨年もこれくらい痛いことはあった．研修医Oが矢継ぎ早に質問をするものの，患者Iの反応はつらくて緩慢だった．来院前には痛み止めを飲んだらしいが，なかなかよくならないという．研修医Oのオーダーした頭部CT（最新式）では異常を認めなかった．発症3時間で来院し，腕利きの放射線科医に読影してもらったので，まずくも膜下出血は否定的と判断した．坐剤を入れてしばらく様子をみたが，痛みはとれなかった．ここでトリプタン製剤を内服してもらうようにしたが，すぐに嘔吐してしまった．さらに患者Iは，「髪の毛を触るだけで痛いような感じがしてきた」という．

研修医O

「とりあえずNSAIDsの坐剤入れて様子をみていたんですけど，効果がなかったので，トリプタン製剤を飲んでもらったんです．でもそれも吐いてしまって…もうお手上げです」

片頭痛の病態生理はよくわかっていないが…

片頭痛の病態生理はまだすべて解明されているわけではないが，神経説や三叉神経血管説が有力だ．昔は血管説が唱えられたが，多くの追試で否定的となった．

1) 神経説

もともとてんかんの分野で考えられていた，CSD (cortical spreading depression：大脳皮質拡延性抑制) という神経の伝搬が関与しているのではないかというのが神経説．神経細胞やグリア細胞で起こる脱分極 (30～60秒) の後，約15～30分電気活動が抑制された形になり，それが約2～5 mm/分の速さで周囲の神経に伝搬していくというもの．片頭痛患者では前兆期に後頭葉で血流低下を認め，それが2～5 mm/分で血管支配と無関係に周囲に広がった (spreading oligemia) ので，これは神経細胞由来の広がり方と考えられ，CSDの広がる速度と同じと指摘された．これだと確かに視覚性前兆と同じ感じだけど，ほかの片頭痛じゃ説明がつきにくいよねぇ．神経が興奮するなら…と予防にはバルプロ酸が効果を発揮するのもうなずける．

2) 三叉神経血管説

三叉神経は頭部の痛みを伝える太い神経で，この三叉神経血管系の活動にCSDの関与が示唆される実験結果が得られたことから，三叉神経血管説が有力となった．片頭痛患者では痛み関連脳領域 (pain matrix：一次感覚野，視床，前帯状皮質，前頭前皮質，島皮質，扁桃体など) の機能的結合が起こっていることがわかった．

ここで，発痛物質であるセロトニン (血管を収縮させる作用があるが，セロトニンが枯渇すると反動で血管が拡張して頭痛が起こる) や神経周囲の炎症をきたすCGRP (calcitonin gene related peptide：カルシトニン遺伝子関連ペプチド)，substance P，Neurokinin Aなどさまざまな神経ペプチドが関与してくるから，まるでコングロマリット (異業種会社の合併で営む大企業) 状態というより，われわれの頭がこんがらかった…だねぇ．セロトニンが関係するなら，その予防には抗うつ薬 (SSRI，SNRI，NaSSA) が効果があるかもと考えられるんだ．

 ## 片頭痛の治療はどうするの？

1) 急性期治療はまずトリプタン製剤を！段階的治療はダメ！

片頭痛ではまずセロトニンが血管を収縮させ，その後セロトニンが枯渇して血管が拡張して神経ペプチドが放出され炎症が起こると考えられている．トリプタン製剤は，セロトニン受容体の1Bに作用して血管を収縮させ，1Dに作用して神経ペプチドの放出を抑制する．おぉ，1粒で2度おいしいとはこのことか…あ，そこの君，万歳はしなくていいから…．それはアーモンドが入ってない方だからね．

片頭痛は炎症を抑えるNSAIDsでも効くといえば効くよね．ではなぜ中等度以上の片頭痛ではまずNSAIDsで戦うのではダメなのか．それは**Dr. 林の「臭い便器説」**を考えてみればおのずとわかる (おぉ～，また変なの出てきたと思ったでしょ？)．例えば，ここに汚れた臭い便器 (三叉神経) があったとしよう．そこから悪臭 (神経ペプチド) が漂って，トイレ全体が臭くなっている (血管が炎症をきたす)．ここで消臭剤 (NSAIDs) をいくらまいても，汚れた

便器（三叉神経からは神経ペプチドは出続けている）を
放っておいたら，トイレの臭いは消えない（片頭痛は
よくならない）のだ．ここで便器を元から掃除してく
れる（神経ペプチド放出を抑制する）のが，素敵なト
リプタン製剤だ．したがって，まずは便器を掃除する
（トリプタン製剤を投与する）のが先決であり，それで

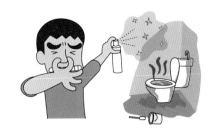

もまだ臭い（血管の炎症が残っている）場合に，消臭剤（NSAIDs）を追加すればいい．『臭
いにおいは元から絶たなきゃダメ』って，昔どこかのテレビコマーシャルでもしてたよね？

　さらに恐ろしいのは，便器掃除を怠ると（トリプタン製剤をタイミングよく使用しないと），
便器よりももっと根っこの排水管まで汚れてしまう（中枢性感作：central sensitizationが起
こってしまう）．視床まで感作されると，トリプタン製剤では太刀打ちができなくなってしまう．

　中枢性感作が起これば，髪の毛を触るなど，通常痛みとして感じられないような感覚刺激で
も痛みを感じてしまうアロディニア（allodynia：アロダイニャと発音する）になってしまう
んだ．allodyniaになるとトリプタン製剤はたったの4割しか効かなくなってしまうので，次
の一手を講じないといけないんだ．排水管掃除の専門家を呼んでもダメだからね．最初，消臭
剤だけで戦うなんて手抜きをした（NSAIDsでまず戦った）あなた自身が責任をもって頑張る
んだよ．allodyniaの非典型例では胸壁のallodyniaを訴える患者もいて，急性冠症候群との鑑
別までしないといけなくなるっていうから，困ったもんだよねぇ．allodynia恐るべし！

　飲み屋では「まず生中」から入るのはいいけど，片頭痛では重症度に合わせて，中等度以上
または前回NSAIDsが無効例では最初から（1時間以内に）トリプタン製剤を使う方が効果が
高いのだ（Cephalalgia, 28：383-391, 2008）．片頭痛の約半数の人は残念ながらこの特効薬
が使用されていないと報告されている（Neurology, 54：1553, 2000）．前兆期にトリプタン
製剤を使用するのは早すぎて効かないこともあり，前兆期での有効性は議論の余地がある
（Headache, 49：1001-1004, 2009）．

　トリプタン製剤は無効と判断する前に1剤につき最低2〜3回は試す価値があり，トリプタ
ン製剤の1剤が無効であっても，ほかのトリプタン製剤を試す価値があるから簡単にトリプタ
ン製剤は効かないと判断してはいけない．スマトリプタンは切れ味こそよく早く効くが，再発
率も高い．同様に効き目の早いものにゾルミトリプタンやリザトリプタンがあり，それぞれ口
腔内崩壊錠がある（ゾルミトリプタンはオレンジ味，リザトリプタンはミント味）．エレトリ
プタンは効果発現が少し遅いが，長期に効くので再発が比較的少ない．ナラトリプタンは遅く
効きはじめ，長く効くので再発が少なく，無効の場合の追加投与は間隔を4時間空けないとい
けない（ほかの薬剤は2時間空ければ追加投与OK．1日の最大量は10 mgで，スマトリプタ
ンとゾルミトリプタンは1日4錠まで，リザトリプタン，エレトリプタン，ナラトリプタンは
1日2錠まで）．

　またトリプタン製剤無効例にメトクロプラミド（プリンペラン®）を投与するとプラセボよ
り鎮痛効果は高かった（63％ vs 31％）という報告もある（Headache, 43：729-733,
2003）．片頭痛ではどうせ吐き気もあるので，最初から**トリプタン製剤とメトクロプラミド
（ゆっくり静注）の合わせ技でなかなかいい効果が得られる**んだよ，フッフッフ．メトクロプ
ラミドは経口だとあまり効かない印象があるが，文献上は経口での効果は賛否両論あり，私は
断然ゆっくり静注をお勧めする．早く静注すると錐体外路症状（口唇ジスキネジアなど）が出

ちゃうので注意しよう.「アレ？ ナフカ，ロレェトゥがマファララクラッタ（なんか，ろれつが回らなくなった…）」なんてことになっちゃうよ．もしそうなったら抗ヒスタミン薬を注射すれば治るけどね.

トリプタン製剤には点鼻や皮下注製剤もある．皮下注射は効果発現まで10分，経鼻が15分，経口は30～60分かかる．**スマトリプタン皮下注射は，嘔気・嘔吐が激しい場合，30分以内に頭痛のピークに達する場合，重症の片頭痛の場合には有効な製剤だ**．スマトリプタン皮下注射して2時間後の頭痛軽減効果はNNT 2.3と最も効果が高いが，多くの患者は経口トリプタン製剤を好むんだよね．ほかの経口トリプタン製剤のNNTも約10以下くらいなので，まぁ効くといえば効くからねぇ（Lancet, 391：1315-1330, 2018／Cephalalgia, 29：1326-1330, 2009／Neurology, 55：754-762, 2000）.

トリプタン製剤を月10日以上使用したら薬物乱用頭痛なので，原因薬を中止し，予防薬を開始する．NSAIDsなら月15日以上使用したら薬物乱用頭痛なのだ．原因薬中止をするのはいいが，しっかり発作時に痛みをとらないとダメだからね.

2）トリプタン製剤禁忌とは…

トリプタン製剤は血管を収縮させるので，血流を悪くする疾患をもっている場合には使いにくい．トリプタン製剤の禁忌は心筋梗塞・虚血性心疾患の既往，脳血管障害や一過性脳虚血発作の既往，片麻痺を伴う片頭痛（片麻痺が残るとまずい！ 家族性片麻痺性片頭痛，孤発性片麻痺性片頭痛，脳底型片頭痛，眼筋麻痺性片頭痛），妊婦（早産のリスク），小児（使用経験が少ないから），MAO阻害薬内服中など.

トリプタン製剤禁忌の場合，十分量のNSAIDsに加えて，メトクロプラミドを併用するといい（Ann Pharmacother, 42：397-402, 2008）．メトクロプラミド単独でも10 mgゆっくり静注で，痛みが10点満点中4.7点減少する（Neurology, 82：976-983, 2014）．アセトアミノフェン1,000 mgの点滴も片頭痛に効果があるが，ほかの片頭痛治療薬に比べて効果は低い（NNT 12. Acta Med Port, 26：490-492, 2013）．アメリカ神経学会はアセトアミノフェンの単独投与は推奨しておらず，中等度以上では使用すべきではない．すぐアセトアミノフェン点滴に飛びつく人，気をつけてね！ あまり効かないから….

3）こんな薬は使わない！…エルゴタミン製剤と麻薬

エルゴタミン製剤は中枢性感作を改善する作用があり，薬物乱用頭痛にならないという利点があるが，効果が弱く，嘔気や繊維症（胸膜，後腹膜，心臓弁），麦角中毒など副作用の観点から製造中止になった.

片頭痛はくり返し症状が出るため，麻薬を使用すると依存しやすくなる．麻薬は基本使用してはいけない.

片頭痛の治療

- 片頭痛治療は中等度以上なら最初からトリプタン製剤で戦うべし
- 中等度以上なら，まずトリプタン製剤＋メトクロプラミド（ゆっくり静注）！
- 効果なければNSAIDs追加を
- 最初にNSAIDsで様子をみるような段階的治療はダメチン！

Check！ 文献

1) Dodick DW：Migraine. Lancet, 391：1315-1330, 2018
   ↑必読文献．Good reviewです．

2) Mayans L & Walling A：Acute Migraine Headache：Treatment Strategies. Am Fam Physician, 97：243-251, 2018
   ↑必読文献．非常にわかりやすくまとまっている．

3) Headache Classification Committee of the International Headache Society (IHS) The International Classification of Headache Disorders, 3rd Edition. Cephalalgia, 38：1-211, 2018
   ↑頭痛分類の第3版．一読の価値あり．

4) Charles A：Migraine. N Engl J Med, 377：553-561, 2017
   ↑必読文献．これもGood reviewです．

5) Roldan CJ：Chest pain a manifestation of migraine. J Emerg Med, 46：420-427, 2014
   ↑33人の胸壁のallodynia症例．片頭痛なのに，胸痛（胸壁を触れるだけで痛みが誘発）を主訴に来院したというトンデモ症例．体位変換や運動，呼吸により胸痛は変化しないが，中枢が過敏になっているため，軽く胸壁を触れるだけで胸痛が悪化する．33人のうち12人は胸痛より頭痛の方が強かった．ニトロ製剤や麻薬は効果なく，メトクロプラミド（片頭痛に単独で有効）で改善した．頭痛＋胸痛と言われたら，実際には大動脈解離も除外しておきたいけどねぇ．

6) Lipton RB, et al：Stratified care vs step care strategies for migraine：the Disability in Strategies of Care (DISC) Study：A randomized trial. JAMA, 284：2599-2605, 2000
   ↑835人の片頭痛を段階的治療群（まずアスピリン＋メトクロプラミドを使用して無効ならトリプタン製剤）と重症度層別化治療群（中等症以上はトリプタン製剤）に分け比較検討した．重症度で層別化して治療した群（52.7％）の方が，段階的治療した群（40.6％）より2時間後の効果は高かった．特に前回NSAIDsの効果がなかった場合は，頭痛が起きはじめたらすぐにトリプタン製剤を使う方がいいよねぇ．ただこの研究はアスピリンなので，本来のNSAIDsと比較するには無理がある．ジクロフェナクだとあまり有意差なしと言う古い報告もあるんだよねぇ（Cephalalgia, 19：232-240, 1999）．

7) Loder E：Triptan therapy in migraine. N Engl J Med, 363：63-70, 2010
   ↑トリプタン製剤の概説．

8)　Jensen TS & Finnerup NB：Allodynia and hyperalgesia in neuropathic pain：clinical manifestations and mechanisms. Lancet Neurol, 13：924–935, 2014

↑allodyniaの詳説．人間の脳ってこんなにいろんなことが起こっているのか…眠れない夜にどうぞ．即行で眠れるくらい難しいから．

研修医O

「でもこの患者さん，もうトリプタン製剤もメトクロプラミドもNSAIDsも使いましたが，かなり痛がってますよ．中枢性感作が起きちゃったんですね．どうしましょう…（-_-;)」

難治性片頭痛と戦う必殺技！

ここで投げたら医者が廃るってぇもんだ．トリプタン製剤が無効でもまだまだ頑張ろう！ただし，ここで紹介する治療はかなり難治性の片頭痛に対するものなので，行うときは必ず疼痛管理に慣れた上級医にコンサルトすべし．

1）抗ドパミン作用の制吐薬：やっぱりメトプロクラミド

メトクロプラミド（プリンペラン®）は使い慣れているだろう．なんとアセトアミノフェン1gと比較して鎮痛効果は変わりないが（86％ vs 82％），はるかに早く効果（15〜30分）を発揮していた（Recent Pat CNS Drug Discov, 6：141-145, 2011）．メトクロプラミドも単独でも効果があるのは必見だ．10〜20 mgをゆっくり静注すればよく，妊婦にも使える利点がある．

その他の薬剤は保険適応外だが，クロルプロマジン，プロクロルペラジン，ドロペリドールなどは効果がある．機序は完全にはわかっていないが，基底核や大脳辺縁系に作用して痛みに対する感受性を下げると考えられている．

クロルプロマジンは患者さんがグースカピースカ寝てしまい，目が覚めるとアラ不思議，頭痛がなくなってるわってくらいよく効く．やはり片頭痛を治したかったら，寝るに限る．ただし，起立性低血圧をきたしやすいので，あまり使われなくなってきている．起立性低血圧に気をつけて外来で経過観察すれば結構使えるんだけどねぇ．簡単に帰宅させると，失神してエライ目に合うので注意しよう…っていうか保険適応外だってばさ．

ドロペリドールは麻酔に使われるので，救急では使いにくいが，2.5 mg静注でほぼ2時間後には100％効果がある（J Emerg Med, 40：463-468, 2011）．理論的にはQT延長のコワイ副作用があるが，エビデンスには乏しい．プロクロルペラジンはドロペリドールほど効果がなく，精神科や術後に使われるので，救急では使いづらい．

ハロペリドール（セレネース®）もドロペリドールと同様ブチロフェノン系薬であり，2〜5 mg静注すると80％の例で効果を認める（Headache, 46：781-787, 2006）．

2）神経ブロック

これはpain gate theoryといって，痛みの悪循環を一度局所麻酔で断ち切ることによって，再度痛みが出たとしても最初ほど痛くはならないという理屈らしい．

① リドカイン点鼻：目の奥の痛みに効果的！

　目の奥の痛みに効果を発揮するのが，リドカインの点鼻．鼻粘膜を通して翼口蓋神経節の枝をしびれさせるんだ．半減期がどうしても短いので，その効果については賛否両論だ．効果ありという報告（J Res Med Sci, 19：331-335, 2014／JAMA, 276：319-321, 1996／Headache, 39：543-551, 1999）もあれば，効果がないとする報告（Ann Emerg Med, 69：743-751, 2017／Acad Emerg Med, 8：337-342, 2001）もある．Chiらのメタ解析では，リドカイン点鼻は早期に効果が表れ，RR 3.55で成功率が高かったという．

　左右の鼻にリドカインを2 mLずつ垂らすのでは芸がないよねぇ．ここは綿棒に4％リドカイン（耳鼻科用）を浸して片方の鼻に2本ずつ（1本は鼻の上をめがけて，もう1本は鼻腔底に平行に）入れて，15分待つのだ（図1）．ホラ，目の奥の痛みがとれてきた！ 実はこれ，目の奥の痛みを訴える群発頭痛でも効くんだよね．

　リドカインだと半減期が短いので，もう少し長く効かせたいよねぇ．ブピバカインかロピバカインでも効果が期待できるよ．

② 大後頭神経ブロック，眼窩上神経ブロック，側頭神経ブロック

　教科書には神経孔に向かって注射しているような図が多いが，直接神経に注射するとしびれが残ってしまう可能性があるのでダメ．**皮膚に平行に注射針を進めて，神経走行近くに局所麻酔を広げて浸潤させると安全**だ．そのためには注射針のキャップで針を少し曲げて皮膚に注射しやすくしてやるといい．皮膚には最初27Gの針で小さく局所麻酔を打ってあげた方が親切．眼窩上神経ブロック（図2）では，眉毛に沿って局所麻酔をするとゴリラみたいに腫れてしまうので，患者さん嫌がるんだけどね．大後頭神経ブロック（図3）はカラスの足のように扇状に局所麻酔を広げてやるといい．側頭神経ブロックは近くに側頭動脈が走っているので，くれぐれも血管に注射しないように慎重に．

　局所麻酔薬はロピバカインなどが半減期が長くていいが，頭部は吸収がいいので，必ず局所麻酔薬中毒やアナフィラキシーに対応できる準備をしておくべし．局所麻酔薬中毒ならダイズ油（イントラリポス®）を15 mL/kg点滴すれば拮抗できる．もちろん，神経ブロックに慣れた医者が行う手技だよ．

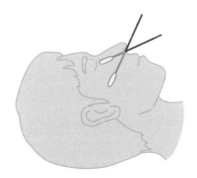

図1　リドカイン点鼻

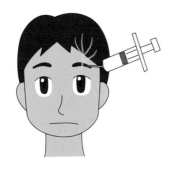
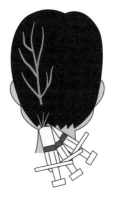

図2　眼窩上神経ブロック　　　　　図3　大後頭神経ブロック

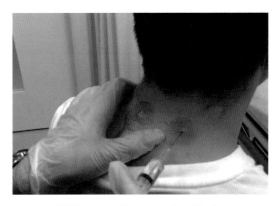

図4　paraspinous cervical block

③ paraspinous cervical block

　頸の脊髄神経後肢背側枝が通っている近くに薬を注射するブロック法がある（図4）．C6～7の棘突起の左右それぞれ一横指のところに約1.5インチ（約3.7 cm）の深さで0.5％のブピバカインを1.5 mL注射することで約85％の難治性片頭痛に効果があったという．リドカインでは半減期が短すぎる．これは後頭部のみならず顔面の痛みにも効くというから素晴らしい．コツは必ず，超音波で深さを確認しておくこと．真後ろから穿刺すれば椎骨動脈に当たることはないが，体格によって深さは異なるので，骨までの深さの約半分の深さということだ．さすがに侵襲的な手技なので，必ず疼痛管理に慣れた術者が施行すべき手技なんだ．なんでもやってみようという興味本位ではしないでね．あ，私はこの手技好きですよ（図4の術者は私です）．

3）ジフェンヒドラミン

　抗ヒスタミン薬であるジフェンヒドラミン（25～75 mg静注 1日3回）を使用することで，ヒスタミンの脱感作を起こし，βエンドルフィンを増やし，神経性炎症を抑え，CGRPなどを抑制する（Headache, 58：184–193, 2018）．難治性の片頭痛には試してみる価値はある．メトクロプラミドの副作用の錐体外路症状を拮抗することもできる．

4) リドカイン持続点滴

リドカインの静注はさまざまな痛みに応用できるが，神経をしびれさせてるだけっていう感じもするねぇ．リドカインの点滴静注（2 mg/分で7～10日）で90％が改善し，60％が退院時痛みがなくなった（Cephalalgia, 23：963-971, 2003）．リドカインの点滴は尿管結石でも利用されることがあり，最後の切り札っぽい使い方だが，これって通常の適応と異なるから非常に使いづらいよねぇ．あ，必ず静注用のリドカインを使ってね．創傷処置の際に使うリドカインを静注したらダメだからね！（保存剤が入っているから，静注は禁忌！）

5) ケタミン

抗NMDA作用のあるケタミンは多くの疾患で鎮痛効果を発揮する．頭痛も類に漏れず，効果を発揮するが，そのエビデンスは賛否両論だ．静注では副作用が出るため，ゆっくり少しずつ点滴していくのがコツ．論文では結構長時間（8時間も）点滴してるんだよね．

6) ステロイド

ステロイドの有効性は賛否両論だが，最近のメタ解析ではなんとなく再発が少なくて効果がありそうだとなっている．デキサメサゾンを10～24 mg投与する．本当に難治性の片頭痛のときには考慮してもいいかも．おっと，保険適応外だからね．

7) 硫酸マグネシウム

前兆のある片頭痛には効くかもしれない，という程度のエビデンスしかない（Cephalalgia, 22：345-353, 2002）．

8) とりあえず酸素

実は高容量酸素投与（15 L/分を15分間）により一次性頭痛では多少痛みを軽減する〔VAS（Visual Analogue Scale）で100 mm中約10 mmほど酸素投与群が痛みが軽減しやすいだけ〕という報告がある．酸素が有効なのは群発頭痛のみではなかったのか…．エビデンスとしては大したことないけど，酸素くらいで痛みが引くのなら投与してもいいかもね．

Check！WEB

1) Paraspinous Block for Headache in ED. YouTube, 2011
   https://www.youtube.com/watch?v=0jIqzJs5c2g

2) Cervical Injections for Headache and Face Pain. YouTube, 2011
   https://www.youtube.com/watch?v=0to5wzftpnM

3) Cervical Injection for Headaches. YouTube, 2010
   https://www.youtube.com/watch?v=oy1IggvxV9Y
   ↑神経ブロック手技のわかりやすい動画3つ．必ず疼痛管理に慣れた術者と一緒に，同意書をとって施行しましょう．

4) Hipskind J：Paraspinous Cervical Nerve Block for Primary Headache. Emerg Med, 162-165, 2017
https://mdedge-files-live.s3.us-east-2.amazonaws.com/files/s3fs-public/em049040162.pdf
↑脊髄神経後枝の通り道に局所麻酔を入れると痛みが劇的によくなるという報告. paraspinous cervical nerveなんて神経はないんだけどね.

5) 「慢性頭痛の診療ガイドライン2013」（日本神経学会, 日本頭痛学会/監, 慢性頭痛の診療ガイドライン作成委員会/編）, 医学書院, 2013
http://www.jhsnet.org/GUIDELINE/gl2013/gl2013_main.pdf
↑頭痛診療するなら一度は目を通しておこう.

Check！文献

9) Lauritsen C, et al：Intravenous ketamine for subacute treatment of refractory chronic migraine：a case series. J Headache Pain, 17：106, 2016
↑これは急性期というより慢性の難治性片頭痛に対するケタミンの効果を調べた小規模（6例）の症例報告. 難治性の慢性片頭痛でケタミンを少量0.1 mg/kg/時で最低8時間持続点滴し, 効果がなければ3〜4時間ごとに0.1 mg/kg/時ずつ増量すると平均0.34 mg/kg/時で痛みが3/10にまで減るという.

10) Benish T, et al：The THINK (Treatment of Headache with Intranasal Ketamine) Trial：A Randomized Controlled Trial Comparing Intranasal Ketamine with Intravenous Meto-clopramide. J Emerg Med, 56：248-257.e1, 2019
↑53人の片頭痛患者の半数を経鼻ケタミン群, もう半数をコントロールとした. 両群間で有意差なしという結果だが, コントロール群ではメトクロプラミドを使用しており, これって正確な比較じゃないよね.

11) Chi PW, et al：Intranasal lidocaine for acute migraine：A meta-analysis of randomized controlled trials. PLoS One, 14：e0224285, 2019
↑Chiらのメタ解析では, メトクロプラミド使用の場合は有用性は示さなかったが, リドカイン点鼻により5分後, 15分後に有意に痛みが軽減し, 成功率は高かった（RR 3.55）.

12) Ayulo MA Jr, et al：Safety and Efficacy of IV Lidocaine in the Treatment of Children and Adolescents With Status Migraine. Pediatr Crit Care Med, 19：755-759, 2018
↑26人の難治性片頭痛に対して, リドカイン持続点滴を行った. リドカインをまず静注（平均2.9±0.18 mg/kg）し, 続いて持続点滴（1.29±0.2 mg/kg/時）を施行した. 平均16.3時間で疼痛が半分になり, 平均19.3時間で痛みが消失した. 難治性の片頭痛ではなかなかいけてるオプションかもしれないね.

13) Silva LOJE, et al：Safety and Efficacy of Intravenous Lidocaine for Pain Management in the Emergency Department：A Systematic Review. Ann Emerg Med, 72：135-144.e3, 2018
↑必読文献. 8つの論文を検討した. リドカイン静注は四肢の虚血痛や尿管結石でも有用だったが, 2つの論文では片頭痛での有効性は証明できなかった. エビデンスとしてはまだまだ弱いけどね.

14) Masic D, et al：Intravenous Lidocaine for Acute Pain：A Systematic Review. Pharmaco-therapy, 38：1250-1259, 2018

↑13論文512人の解析．研究によってリドカインの投与量がマチマチなのがいまひとつだ（1〜2 mg/kg静注または50〜100 mg静注に続き，1〜2 mg/kg/時の持続点滴）．片頭痛や神経根性腰痛，尿管結石でも有用だが，片頭痛においてはクロルプロマジンの方が効果が高かった．

15) Dach F, et al：Nerve block for the treatment of headaches and cranial neuralgias – a practical approach. Headache, 55 Suppl 1：59-71, 2015

↑必読文献．頭痛に対する神経ブロックのreview．

16) Levin M：Nerve blocks and nerve stimulation in headache disorders. Tech Reg Anesth Pain Manag, 13：42-49, 2009

↑神経ブロックを丁寧に解説．

17) Marmura MJ & Hou A：Inpatient Management of Migraine. Neurol Clin, 37：771-788, 2019

↑必読文献．通常片頭痛は入院は不要なのに，入院してまで治さないといけない難治性片頭痛の対処法を解説．

18) Tang Y, et al：Influence of Greater Occipital Nerve Block on Pain Severity in Migraine Patients：A Systematic Review and Meta–Analysis. Am J Emerg Med, 35：1750-1754, 2017

↑大後頭神経ブロックの片頭痛治療に対する効果について6つの論文をメタ解析．大後頭神経ブロックは痛みを軽減するだけでなく，痛みの日数も減らし，鎮痛薬の使用量も減らすことができ，非常に効果がある．

19) Ozkurt B, et al：Efficacy of high–flow oxygen therapy in all types of headache：a prospective, randomized, placebo–controlled trial. Am J Emerg Med, 30：1760-1764, 2012

↑204人の患者を酸素投与群（酸素15 L/分を15分）102人と酸素非投与群（室内気）102人に割りつけた．酸素投与群は緊張型頭痛（47％），片頭痛（27％），非特異的頭痛（25％），群発頭痛（1％）のすべての患者で痛みがよく軽減された．とはいうものの，酸素投与群はVASで約10 mmほどいいだけだけどね．

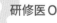

研修医O

「この患者さん，片頭痛の頻度が結構多いんですよ．予防薬って必要じゃないですか？」

片頭痛の予防

片頭痛予防に有用といわれるものを表に示す．

片頭痛が月に2回以上起こる場合，月に6日以上片頭痛で悩まされる場合，重症の片頭痛になりやすい場合，永続的な神経障害をきたすおそれがある特殊な片頭痛の場合，薬物乱用頭痛（NSAIDs＞15回/月，トリプタン製剤＞10回/月）になっている場合などでは，予防内服が有効だ．国によってこの基準は異なり，イタリアでは月2回以上または月4日以上の生活に支障をきたす頭痛発作となっており，カナダでは月3回以上の発作，アメリカでは月4回以上の発作，月8日以上の片頭痛などとされている．月何回発作があるかということよりも，その人

ストレス軽減	睡眠不足・疲労などの予防，サングラス
日常生活	アルコール制限，空腹を避ける，チョコレート・赤ワイン・チーズなどを避ける，禁煙，天候
行動療法	認知行動療法，緩和訓練，バイオフィードバック療法，催眠療法
理学療法	針治療，経皮的電気刺激，体操（コマ体操），ヨガ
予防内服	抗てんかん薬（バルプロ酸，トピラマート），β遮断薬（プロプラノロール），抗うつ薬（アミトリプチリン），Ca拮抗薬（ロメリジン，ベラパミル），ARB・ACE阻害薬（カンデサルタン，リシノプリル），漢方薬（五苓散，呉茱萸湯，抑肝散），抗CGRP受容体抗体（発作治療，予防に使用）
サプリメント	マグネシウム，ビタミンB2，ナツシロギク（feverfew），A型ボツリヌス毒素など

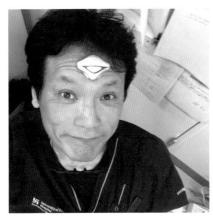
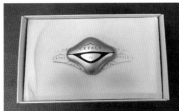

図5　Cefaly Ⅱ ®

の生活の質やニーズに合わせて判断するべきである．

　片頭痛患者のうち38％が予防内服で恩恵を得られるはずなのに，たった13％の片頭痛患者しか予防内服はしていない．予防内服をすることで，片頭痛発作の頻度を減らし，重症度を下げ，生活にも悪影響をおよぼさなくなるんだ．行動療法や理学療法を組み合わせることでよりよい効果が期待できる．

　経皮的電気刺激ではおでこに電気刺激器具（Cefaly Ⅱ ®）を貼りつけ，毎日眠前20分ピリピリと刺激することで38％の患者が片頭痛の発症を50％減らしたというから驚きだ（Neurology, 80：697-704, 2013）．日本では購入できないのがもどかしいねぇ．あ，ヨーロッパのネットで買っちゃった♪（図5）でも，普通に美顔器で顔面に電気をかけるだけでも予防になるのかしらン？ なんと腕に電気刺激器具を巻いて刺激しても効果があるというから，三叉神経領域のみならず頸髄領域も刺激をすることで痛みの閾値が上がるのかもしれない．

　三叉神経血管説の中心を担う神経ペプチドであるCGRPの受容体を抑制するモノクローナル抗体が期待の新薬で，急性期の治療にも予防にも使える（Curr Treat Options Neurol, 19：27, 2017）．肝機能障害が出現し市場に出ずに消えていった抗CGRP抗体の新薬もある．期待が高い割には，感動するほど効果は高くない気もするが，今後の動向に注目したい．

雨が降る前に片頭痛が出る人には五苓散（ごれいさん），イライラする片頭痛には抑肝散（よくかんさん）〔Medicine (Baltimore), 98：e17000, 2019〕，など漢方薬もピタッと決まるとなかなか使い勝手がいい．あ，漢方薬は必ずお湯に溶かして飲んでもらってね．もともとは煎じ薬なんだから，煎じ薬の形で飲む方が効果があるんだ．

Check！ WEB

6）埼玉国際頭痛センター　坂井文彦先生の体操YouTube！
- ・片頭痛予防体操：コマ体操．テレビでも紹介された体操で顔を固定しつつ上半身を左右に捻って，首筋を伸ばす．
  https://www.youtube.com/watch?v=GMZBVgWy5Hw
- ・緊張型頭痛の緩和体操
  https://www.youtube.com/watch?v=-FN50wSuM-o

Check！ 文献

20）Yarnitsky D, et al：Nonpainful remote electrical stimulation alleviates episodic migraine pain. Neurology, 88：1250-1255, 2017

↑71人の小規模スタディ．頭痛発症の早期に上腕に電気刺激器具をつけて20分刺激したところ，64％の患者で頭痛が50％軽減した．

21）Pérez-Muñoz A, et al：Behavioral Interventions for Migraine. Neurol Clin, 37：789-813, 2019

↑行動療法に関するreview．こんなにいろいろ治療法があるってことは，決め手に欠けるんだってことでもあるんだよねぇ．

22）Dodick DW, et al：Ubrogepant for the Treatment of Migraine. N Engl J Med, 381：2230-2241, 2019

↑経口の抗CGRP受容体拮抗薬Ubrogepant（日本未発売）の研究．2時間後に痛みがなくなるのはプラセボで11.8％，Ubrogepant 50 mgで19.2％，Ubrogepant 100 mgで21.2％であった．大して効いてないじゃんって思うのは，私だけ？

23）Ha H & Gonzalez A：Migraine Headache Prophylaxis. Am Fam Physician, 99：17-24, 2019

↑**必読文献**．片頭痛予防についてわかりやすく解説．

24）Silberstein SD, et al：Evidence-based guideline update：pharmacologic treatment for episodic migraine prevention in adults：report of the Quality Standards Subcommittee of the American Academy of Neurology and the American Headache Society. Neurology, 78：1337-1345, 2012

↑**必読文献**．成人片頭痛のガイドライン．

25）Oskoui M, et al：Practice guideline update summary：Acute treatment of migraine in children and adolescents：Report of the Guideline Development, Dissemination, and Implementation Subcommittee of the American Academy of Neurology and the American Headache Society. Neurology, 93：487-499, 2019

↑**必読文献**．小児・思春期の片頭痛ガイドライン．

26) Oskoui M, et al：Practice guideline update summary：Pharmacologic treatment for pediatric migraine prevention：Report of the Guideline Development, Dissemination, and Implementation Subcommittee of the American Academy of Neurology and the American Headache Society. Neurology, 93：500–509, 2019
　↑必読文献. 小児片頭痛予防のガイドライン.

No way！アソー！モジモジ君の言い訳

> 〜そんな言い訳聞き苦しいよ！
> No more excuse！No way！アソー（Ass hole）！

×「NSAIDs を使ったんですが，効果がなくてトリプタン製剤も効かなくて…」

→段階的治療をしたために，タイミングを逃したんだ．これくらい辛そうなら，最初からトリプタン製剤を使用しておくべきだったねぇ．

×「吐き気はそれほど強くないのに，プリンペラン®も使うんですか？」

→いやいや，メトクロプラミドは単独でも片頭痛に効果があるんだ．吐き気のために使ってるんじゃないよ．

×「トリプタン製剤も NSAIDs も使ったし，もうお手上げですね」

→こんなに痛がってるなら次の一手を使おう．リドカイン点鼻，ケタミン，ハロペリドール，クロルプロマジン，神経ブロック，酸素投与などいろいろあるんだ．

×「神経ブロックなんて一時的なものなんでしょ？」

→神経ブロックで一度痛みをとってしまうと，再発時はより軽い痛みになる．

×「おでこに電気かけて顔痩せでもするんですか？」

→経皮的電気刺激は片頭痛の予防に役に立つんだよ．

林　寛之（Hiroyuki Hayashi）：福井大学医学部附属病院救急科・総合診療部

片頭痛ってぐっすり寝ると治るんだよね．クロルプロマジンは起立性低血圧さえなければ結構いい薬なんだけどねぇ．神経ブロックやリドカインの注射はほかの疼痛疾患でも応用が効くから知ってて損はない．
ERアップデート2020 in 東京ベイの参加者募集中！楽しい環境で実臨床に役立つコツや勘所を一緒に学びましょう．ビッグサンダーマウンテンでフリーディスカッション…なんてしないけど，みんなでワイワイ楽しむ機会も必要だよ．待ってるよ〜！

1986　自治医科大学卒業	日本救急医学会専門医・指導医
1991　トロント総合病院救急部臨床研修	日本プライマリ・ケア連合学会認定指導医
1993　福井県医務薬務課所属　僻地医療	日本外傷学会専門医
1997　福井県立病院ER	Licentiate of Medical Council of Canada
2011　現職	

★後期研修医大募集中！ 気軽に見学にどうぞ！ Facebook ⇒福井大学救急部・総合診療部

対岸の火事
研修医が知って得する日常診療のツボ
他山の石　中島 伸

他人の失敗を「対岸の火事」と笑い飛ばすもよし，「他山の石」と教訓にするのもよし. 研修医時代は言うに及ばず，現在も臨床現場で悪戦苦闘している筆者が，自らの経験に基づいた日常診療のツボを語ります.

その221
病状説明の工夫

最近，若い先生方に病状説明をしてもらい，私は後ろで見ていることがよくあります. 単なる説明とはいえ，上手な人とそうでない人の間にずいぶん差を感じます. 上手い説明は簡潔明瞭で，聴いている方も「よくわかりました！」と患者さんの満足感が伝わってきます. 一方，そうでない説明の方は横で聴いている私まで「何を言ってるのかさっぱりわからん」という状態です. たかが病状説明と言わずに，これをうまく行ってよい医師患者関係を築くコツを伝授したいと思います.

まずは単純なストーリーを述べる

人間の体や病気が単純ではないのは百も承知ですが，そこを単純化することが大切です.「細菌感染で発熱しています」「感染しているのは腎臓です」「抗菌薬で治療しています」といった単純なストーリーをまずは述べましょう.「発熱は感染のこともあれば薬剤が原因になることもあり，その場合は前医で出されている薬が関係しているかもしれなくて，その他に膠原病で熱が出ることもあるんですよね」みたいな話は真実に近いかもしれませんが，聴いている方には何が何やらさっぱりわかりません.「あの，膠原病ってのはどういう病気でしょうか？」と患者さんに尋ねられて，どんどん横道に逸れてしまいます. どうしても発熱の原因として薬剤や膠原

病に触れたい場合には，本筋の腎盂腎炎の話をしてから，「可能性は低いですが，薬剤や膠原病が原因のこともあるので，これら病気も頭の片隅において治療を続けます」くらいにしておきましょう.

文字や図を使う

利用できるのであれば，ホワイトボードに文字や図で示して説明するとわかりやすいですね. さきほどの膠原病などという病気などは，漢字で書かないと「高原」とか「抗原」と勘違いしてしまう人がいても不思議ではありません.

図についてもホワイトボードに人体を描き，腎臓，尿管，膀胱，尿道などの臓器を示したうえで「この腎臓に細菌が巣食っていると考えています」とすると理解しやすくなります. 特に手術の説明などは，「左の内頸動脈が閉塞していて左大脳半球の血流が落ちているので，顔面を栄養している浅側頭動脈を左中大脳動脈に吻合してその血流を補う手術をします」という言葉の説明だけでは，誰も理解することができません. でも難しい理屈ではないので，血管の図を描くと手術の目的が一目瞭然になります.

確率より見通し

患者さんが知りたいのは確率よりも見通しです.「この手術を行った場合，軽いものを含む合併症の発生率が何%，死亡を含む重大な合併症の発生率が何%くらいです」ということももちろん述べておくべきですが，それよりも患者さんは手術の後どのくらいしたら食事ができるのか，歩けるのか，退院できるのか，といったことの方に関心をもつのが普通です.「個人差はありますが，食事と歩行は翌日から，退院は術後2週間ほどを目安にしてください」くらいに単純に答えておき，そのうえで個々の質問に答えてあげましょう.「1週間は絶対安静ですか？」とか「リハビリはどのくらいするのですか？」など，こちらが想像もしていない質問が来た場合でも，それぞれ丁寧に回答するべきです.

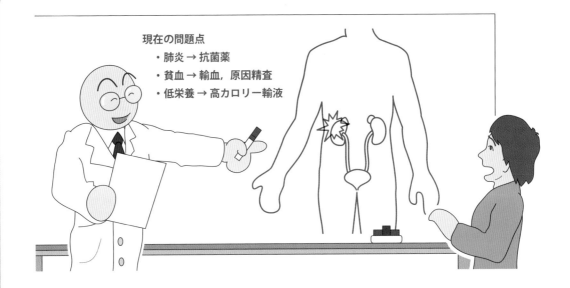

現在の問題点
・肺炎 → 抗菌薬
・貧血 → 輸血，原因精査
・低栄養 → 高カロリー輸液

可能性が複数ある場合には列挙する

　例えば不明熱で入院している患者さんに対して，その原因を述べる場合，単純なストーリーをつくることはなかなか難しくなります．そのような場合には，列挙すると見通しのよい病状説明ができます．例えば，「発熱の原因は不明ですが，可能性として5つ考えています．感染，膠原病，腫瘍，薬剤，その他，となります」と言いつつ，ホワイトボードに箇条書きにしましょう．

　同じように現在の患者さんの問題点についても整理して「肺炎，貧血，低栄養」などとホワイトボードに箇条書きにしておき，「肺炎に対しては抗菌薬治療，貧血に対しては輸血を行いつつ消化管内視鏡で原因精査，低栄養に対しては高カロリー輸液を行います」とすると，それぞれキチンと対応しているという印象をもってもらうことができます．逆に言えば，このように整理された説明ができなければ自分の治療方針のどこかにヌケがあるということになります．

ゴールを設定する

　どんな治療でもゴール設定が必要です．最終的にどの程度まで回復させるのか，その過程のなかで自分たちの医療機関がどの部分を担うのか，といった

ことです．例えば入院の前日まで工場で働いていたという場合には，再び働けるようになる，というのが基本的なゴールになるかと思います．とはいえ，脳梗塞で左不全片麻痺が起こってしまった，という場合には再び肉体労働をするというのも難しいので，家庭復帰をゴールに設定すべきかもしれません．これを病状説明する場合には，もう少し具体的に噛み砕き，「まずは，自分で食事を摂り自分でトイレに行ける，というのを目標にしましょう．そのためには，当院での急性期治療が一段落ついたら回復期リハビリ病院に転院して集中的なリハビリを行ってもらいます」という説明になるかと思います．私なんかはよく「回復期リハビリ病院では1日中リハビリで鍛えられてクタクタになりますから，夜はよく眠れますよ」とつけくわえています．明るいイメージを話すことによって前向きな闘病意欲をもってもらうことを期待してのことです．

おまけ

　私の場合，病状説明が終わったら診療録に記録を残すようにしています．このような説明を行ったという証拠としての意味もありますが，その一方で，その診療録を読むであろう病棟看護師への説明という意味もあります．主治医は現在の病態をこのよう

に捉えており，このような方針で治療しようとしている，ということをわかりやすくまとめて，誰が読んでも簡単に理解できるようにするのです．このような診療録記載の思わぬ効能として，後で自分が読んでもわかりやすいサマリーになっている，ということがあります．例えば，2週間前にどんな話をしたか，どういう方針で治療をしていたか，というのも病状説明を読めばよくわかります．なので，簡単な病状説明であっても，診療録には詳しく書くよう心掛けています．

　以上，病状説明について私が工夫していることを述べました．読者の皆さんの参考になれば幸いです．

最後に1句

> 患者への　病状説明　手を抜くな
> 　　　　言葉1つで　意欲が変わる

中島　伸
（国立病院機構大阪医療センター脳神経外科・
　総合診療科）
著者自己紹介：1984年大阪大学卒業．
脳神経外科・総合診療科のほかに麻酔科，放射線科，
救急などを経験しました．

BOOK REVIEW

救急での精神科対応はじめの一歩
初期対応のポイントから退室時のフォローまで 基本をやさしく教えます

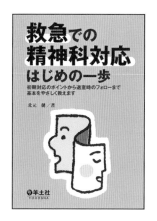

著／北元　健
定価（本体3,600円＋税），A5判，171頁，羊土社

　本書の著者である北元健氏と小生は，精神科医であり，かつ救急医でもあるという救急医療現場では稀有な存在として，北里大学病院救命救急センター，北里大学メディカルセンター救急センター，埼玉医科大学病院救急センター・中毒センターで合わせて3年のあいだ肉体的にも精神的にも辛い診療をともにしてきた，いわば戦友であります．ただし診療の方向性は少々異なっていました．北元氏はどちらかといえば精神科寄り，私は救急科寄りのスタンスで，精神科疾患を背景とした「急性中毒をはじめとした自殺企図患者」や「身体合併症患者」の身体的評価・治療と並行して，精神科的評価・治療を行っていたのです．

　小生は『精神障害のある救急患者対応マニュアル 第2版』（2017年，医学書院）という，タイトルだけを見れば本書と類似した著書をすでに上梓しています．最初に本書のお話を伺った際には，私の拙書の二番煎じかなと正直疑ったものです．ところが本著を熟読して，私の大きな誤解に恥じ入ると同時に，北元氏の精神科医としての成長に大きな感銘を受けました．本書と私の拙書はお互いの臨床のスタンスの違いが見事に反映されていて，全く別の価値を有する書物でありました．私の拙書は救急科寄りのスタンスで，背景にある精神障害の対応よりも急性中毒，向精神薬の副作用，精神障害者にみられがちな身体合併症の身体的評価・治療に多くのページが割かれています．一方，本書は精神科寄りのスタンスで，せん妄など救急医療現場でしばしば遭遇する精神科疾患への対応，自殺企図者への対応といったように精神科的評価・治療，および救急医療現場で有用な向精神薬とその使い方に多くのページが割かれています．北元氏は直情型の私と異なり，協調を重んじ，非常に温厚で，争いを嫌うナイスガイです．私の拙書と競合しないように細心の気遣いをしながら本書を執筆したのではないでしょうか．

　とにかく，本書は多くの文献を読破して，最先端のエビデンスに基づいて記載されています．また，多くのわかりやすい図表を駆使して親切かつ丁寧に解説されています．救急医療に従事する医師・看護師などのスタッフのみならず，コンサルテーション・リエゾン精神医学を志す精神科スタッフにもぜひとも勧めたい1冊であります．できれば，私の拙書と二部作として愛読していただければなお幸いであります．

（評者）**上條吉人**（埼玉医科大学病院救急センター・中毒センター）

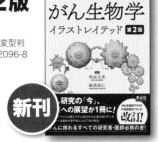
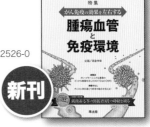
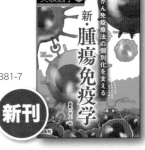
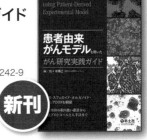

BOOK REVIEW

Gノート増刊 Vol.6 No.6

なめたらアカン風邪診療 あなたのいつもの診療、見られてますよ！

編／藤田浩二
定価（本体 4,800 円＋税），B5 判，221 頁，羊土社

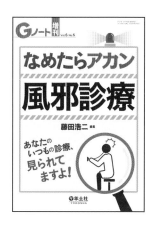

　「風邪を診ることができる，ということは，風邪のように見える他の疾患を除外できることである（各論-B-7・山藤稿）」に，激しく同意する!!! 確かに，狭義のウイルス性感冒＝風邪は自然に治る．しかし，数多い"風邪の患者さん"のなかには，見逃したら悪いアウトカムになる危険な疾患の患者さんも存在する．それに気づかない診療を「風邪を診ることができる」といえるであろうか？ 答えはもちろん「否」であろう．本書では，鑑別に挙がる緊急疾患についても実践的な除外方法が満載であり，これが真の意味での「風邪を診ることができる」である．また，髄膜炎などの緊急疾患の治療に関しても，「重症感染症で抗菌薬投与を 1 分でも早くしたい疾患に関しては，前もって準備しておくことが投与までの時間の短縮になります」などの実践的な tips に富んでいる．逆に重症感染症を見逃すのが心配なあまり，感冒患者には不要な抗菌薬を数多く処方することは避けねばならない．効果がなく，副作用を生じ，薬剤耐性菌を生むからだ．ではどうしたらよいのか？ 本書はその良きガイドにもなっている．内容の論旨が科学的に適切なだけでは，筆者の意図は読者の行動が変わるほどには伝わらないかもしれない．が，藤田浩二先生の編集で新進気鋭の執筆者を結集して，内容が適切なだけではなく，若手医師に伝わり，明日から行動が変わるような特集になっている．筆者が「書いた」ことより，読者に「伝わった」ことを重要視する藤田先生らしい．教え子として誇りに思う．

　ただ，正直に言うと『あなたのいつもの診療，見られてますよ』という副題を，私は当初気に入らなかった．誰かに見られていても，見られていなくても，変わらずにやるべきことができるのが本当のプロフェッショナルだからだ．ただ，「ウイルス性感冒に抗菌薬は不要」という事実がわかっていても抗菌薬を処方してしまう医師に伝えるにはこのようにキャッチーなサブタイトルが必要と思い直した．「大工には大工の言葉を使え」だ．また，感冒に処方された抗菌薬も含め，現在の医療費は医療機関から審査支払い機関にデジタルデータで請求される．「あなたのいつもの診療は見られている」わけである．デジタルなので，審査支払い機関にとっては，どの医師が感冒に抗菌薬を処方しているかを知るのはそう難しいことではない．近い将来，薬剤耐性（AMR）対策として，風邪に対して不要な抗菌薬を処方できなくなるかもしれない．そうなったときでも，「不要な抗菌薬の処方」という逃げの一手をとってしまっていた医師も，患者さんを満足・納得・症状緩和させる風邪診療ができれば大丈夫である．そう考えると，深いサブタイトルである．ともかく，短い各章がサクサク読めて実践的な本書は，未来にも通用する風邪診療ができる強力な手助けになる．ぜひ手にとって読んでいただきたい．

（評者）八重樫牧人（亀田総合病院 総合内科）

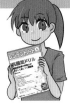

プライマリケアと救急を中心とした総合誌

大好評
発売中！

レジデントノート

定価（本体2,000円＋税）

Back Number

お買い忘れの号はありませんか？

すべての号がお役に立ちます！

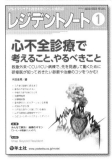
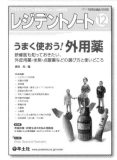
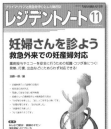
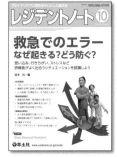
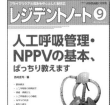
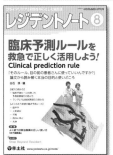

2019年7月号 (Vol.21 No.6)

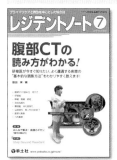

腹部CTの
読み方がわかる！

研修医が今すぐ知りたい、よく遭遇する疾患の"基本的な読影方法"をわかりやすく教えます！

編集／藪田　実

2019年6月号 (Vol.21 No.4)

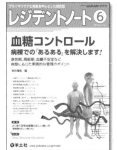

血糖コントロール
病棟での「あるある」
を解決します！

急性期，周術期，血糖不安定など
病態に応じた実践的な管理のポイント

編集／赤井靖宏

2019年5月号 (Vol.21 No.3)

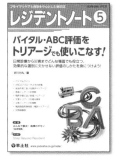

バイタル・ABC評価を
トリアージでも
使いこなす！

日常診療から災害まで
どんな場面でも役立つ、
効果的な選別に欠かせない
評価のしかたを身につけよう！

編集／古川力丸

2019年4月号 (Vol.21 No.1)

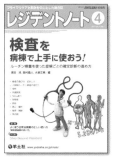

検査を病棟で
上手に使おう！

ルーチン検査を使った症候ごとの
確定診断の進め方

編集／原田　洸，西村義人，
　　　大塚文男

2019年3月号 (Vol.20 No.18)

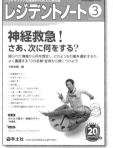

神経救急！
さあ、次に何をする？

限られた情報から何を想定し、
どのような行動を選択するか、
よく遭遇する10の症候・症例から
身につけよう！

編集／中森知毅

2019年2月号 (Vol.20 No.16)

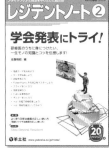

学会発表にトライ！

研修医のうちに身につけたい、
一生モノの知識と
コツを伝授します！

編集／佐藤雅昭

以前の号はレジデントノートHPにてご覧ください ▶ www.yodosha.co.jp/rnote/

バックナンバーのご購入は，今すぐ！

● お近くの書店で：レジデントノート取扱書店
　（小社ホームページをご覧ください）

● ホームページから
　www.yodosha.co.jp/

● 小社へ直接お申し込み
　TEL　03-5282-1211（営業）
　FAX　03-5282-1212

※ 年間定期購読もおすすめです！

レジデントノート　電子版バックナンバー

現在市販されていない号を含む，
レジデントノート月刊 既刊誌の
創刊号～2015年度発行号までを，
電子版 (PDF) にて取り揃えております.

・購入後すぐに閲覧可能　・Windows/Macintosh/iOS/Android対応

詳細はレジデントノートHPにてご覧ください

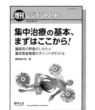
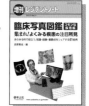
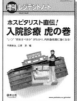
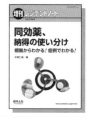
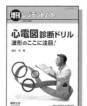
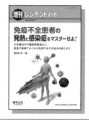
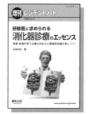
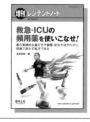
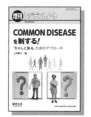
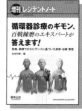

レジデントノート

次号 3 月号 予告

（Vol.21 No.18）2020 年 3 月 1 日発行

特　集

血液浄化療法 きほんのき (仮題)

編集／中村謙介（日立総合病院 救急集中治療科）

ICU で行われる血液浄化療法．大きな機器を駆使して血液を循環させているその様に，ロマンを感じている先生も多くいらっしゃるのではないでしょうか．一方で血液浄化療法は，原理や使い方を正しく理解することが難しいといった声も伺います．
３月号では，CHDF を軸に血液浄化療法の原理や設定の方法，導入・維持のタイミングについて，わかりやすくご解説いただきます．

連　載

レジデントノート

Vol. 21 No. 16 2020 〔通巻290号〕
2020年2月1日発行 第21巻 第16号
ISBN978-4-7581-1638-1
定価 本体2,000円＋税 （送料実費別途）
年間購読料
24,000円＋税（通常号12冊, 送料弊社負担）
52,200円＋税（通常号12冊, 増刊6冊, 送料弊社負担）
※海外からのご購読は送料実費となります
※価格は改定される場合があります
郵便振替 00130-3-38674

© YODOSHA CO., LTD. 2020
Printed in Japan

発行人	一戸裕子
編集人	久本容子
副編集人	保坂早苗
編集スタッフ	田中桃子, 遠藤圭介, 清水智子 伊藤 駿, 西條早絢
広告営業・販売	菅野英昭, 松本崇敬, 加藤 愛, 中村恭平
発行所	株式会社 羊 土 社 〒101-0052 東京都千代田区神田小川町2-5-1 TEL 03(5282)1211／FAX 03(5282)1212 E-mail eigyo@yodosha.co.jp URL www.yodosha.co.jp/
印刷所	株式会社 平河工業社
広告申込	羊土社営業部までお問い合わせ下さい．

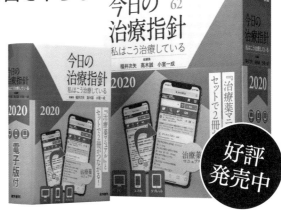
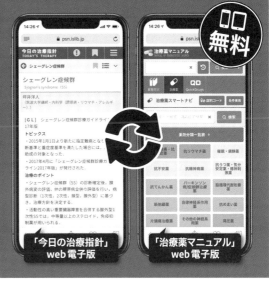

初・中級者のための 読み解く
疫学スタンダード

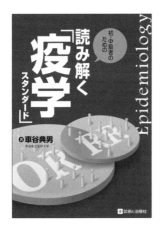

奈良県立医科大学　副学長
車谷典男　著

本書は，疫学について幅広く，かつこの次に読むのは各領域に特化した疫学の専門書というレベルを目指した教科書です．学部の初学者から大学院生，疫学の理解を必要とする研究者や保健行政職，疫学の専門的知識に興味をもったりその獲得を目指す方々までを対象としたもので，疫学，衛生学，公衆衛生学，予防医学のみならず，看護学，保健学，栄養学，薬学，生物統計学など，疫学が少しでも含まれる分野で活用されることを願っています．

□B5判　280頁
定価（**本体4,800円+税**）
ISBN978-4-7878-2350-2

■目次

はじめに

診断と治療社

〒100-0014　東京都千代田区永田町2-14-2山王グランドビル4F
電話 03（3580）2770　FAX 03（3580）2776
http://www.shindan.co.jp/
E-mail:eigyobu@shindan.co.jp

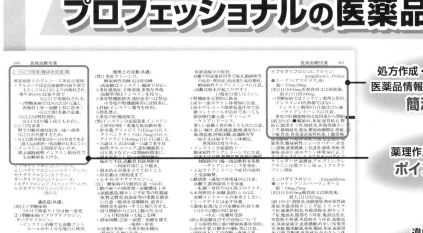